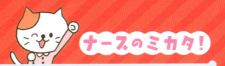

ナースのミカタ！

やるべきことが一目でわかる！
急変対応

日本医科大学付属病院 看護師長
急性・重症患者看護専門看護師
佐藤憲明 監修

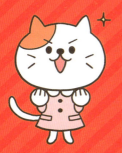

ナツメ社

●本書で紹介しているアセスメント・ケア方法などは実践により得られた方法を普遍化すべく努力
　しておりますが、万一本書の記載内容によって不測の事故等が起こった場合、監修者、出版社は
　その責を負いかねますことをご了承ください。
●本書に記載している機器等の選択・使用方法については、2019年6月現在のものです。機器等
　の使用にあたっては、個々の取扱説明書を参照し、使用方法等をご確認ください。

はじめに

　急変とは、生命の危機が迫り早急に処置が必要になった状態をいいます。急変対応では、こうした事態に早期に適切に対応することが求められます。

　看護師は職務上、急変の第一発見者となる可能性が高いといえますが、「急変対応が苦手」「急変が起こるのが怖い」という方も少なくないかもしれません。この本を手にとっていただいた人の中にはすでに急変対応で苦い経験をし、「次こそは」と急変のスキルを学ぼうとしている方もいらっしゃるでしょう。

　実際に急変に遭遇する機会はそれほど多くはありません。スキルを身に付けるためには、研修トレーニングに参加するのはもちろん、こうした書籍で学ぶことも大切です。

　本書は、急変に遭遇したときに必要な知識をコンパクトにまとめた一冊です。第1章ではBLSやALSといった急変対応の基本を、第2章ではバイタルサインといったアセスメントに必要な知識を紹介しています。さらに第3章では急変対応のポイントを、症状やシチュエーションごとに解説。第4章では急変時に必要な技術や薬品を、第5章では対応をスムーズにするスキルを紹介しています。

　本書はどのような場面でもすぐに取り出して使えるようポケットサイズになっています。急変を振り返る際の参考としたり、急変に遭遇した場合のイメージトレーニングに活用したりと、本書が急変対応を学ぼうとする方のお役に立ちますと幸いです。

佐藤憲明

バイタルサイン早見表

患者の急変時にはまずバイタルサインを速やかにチェック。
さらに患者の自覚症状の有無、皮膚の変化にも注意。

呼吸数（回/分）

頻呼吸 　30回以上（危険度・高） → ショックの5Pをチェック（→P8）
　　　　　25回以上（危険度・中）

正常値	成人	高齢者	新生児	乳児	幼児	学童
	16	17	40〜50	30〜40	20〜30	20

徐呼吸 　9回以下

脈拍数（回/分）

頻脈 　100回以上（成人） → ショックの5Pをチェック（→P8）

正常値	成人	高齢者	新生児	乳児	幼児	学童
	60〜80	60〜70	120〜140	120〜130	100〜110	80〜90

徐脈 　50回以下（成人）

急変時にはおおまかでよいので、すばやくバイタルサインを把握する。血圧は、脈拍触知部位との関係を利用し、総頸動脈・大腿動脈・橈骨動脈が触れるかどうかで判断することもできる（→P55）。

血圧 (mmHg)

血圧上昇

収縮期血圧200mmHg以上または
拡張期血圧100mmHg以上

分類	収縮期		拡張期
正常血圧	<120	かつ	<80
正常高値血圧	120〜129	かつ	<80
高値血圧	130〜139	または	80〜89

分類	収縮期		拡張期
Ⅰ度高血圧	140〜159	または	90〜99
Ⅱ度高血圧	160〜179	または	100〜109
Ⅲ度高血圧	≧180	または	≧110

「高血圧治療ガイドライン2019」（日本高血圧学会）より作成

低血圧

収縮期血圧
80mmHg以下

ショックの5Pをチェック（→P8）

体温 (℃)

高熱

39℃以上（高熱）
38〜39℃（中等熱）
37〜38℃（微熱）

正常値	成人	高齢者	新生児	乳児	幼児	学童
	36〜37	35〜37	36〜38	36〜38	36〜38	36〜38

低体温

32〜35℃（危険度・低）
28〜32℃（危険度・中）
28℃以下（危険度・高）

これだけは！2 見逃したくない心電図波形

波形が急変したら意識と脈を確認。危険度の高い
特徴的な波形パターンと、その出現時の対応を覚えておく。

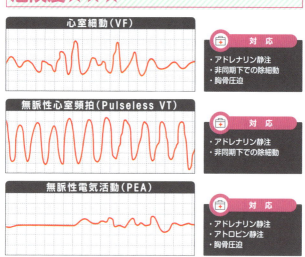

危険度★★★（致死性不整脈。直ちに心肺蘇生を行う）

心室細動（VF）

対応
- アドレナリン静注
- 非同期下での除細動
- 胸骨圧迫

無脈性心室頻拍（Pulseless VT）

対応
- アドレナリン静注
- 非同期下での除細動

無脈性電気活動（PEA）

対応
- アドレナリン静注
- アトロピン静注
- 胸骨圧迫

心室細動（QRSがなく不規則な波形）や心静止（動きがない平坦な波形）が明らかな場合は脈拍触知せず、すぐBLSを行う。心室頻拍（QRS幅が広く、RR間隔が規則的な波形）やその他の不整脈では、総頸動脈触知の有無をまず確認。緊急薬剤の詳細はP176を参照。

危険度 ★★☆ (致死性不整脈へ移行しやすい)

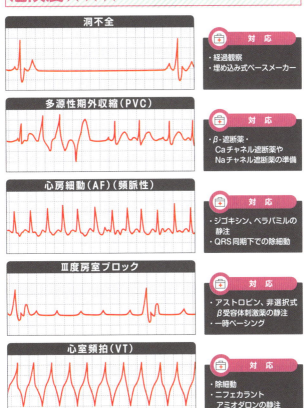

洞不全
対応
- 経過観察
- 埋め込み式ペースメーカー

多源性期外収縮（PVC）
対応
- β-遮断薬・Caチャネル遮断薬やNaチャネル遮断薬の準備

心房細動（AF）（頻脈性）
対応
- ジゴキシン、ベラパミルの静注
- QRS同期下での除細動

Ⅲ度房室ブロック
対応
- アストロピン、非選択式β受容体刺激薬の静注
- 一時ペーシング

心室頻拍（VT）
対応
- 除細動
- ニフェカラント、アミオダロンの静注

※心電図波形は一例です

ショックの特徴と評価方法

これだけは！3

「ショックの5P」のいずれかに該当すればショックの危険性大。
出血を伴う急変ではSIで評価を（→P110）。

1つでも当てはまれば、ショックの可能性あり！

ショックの5P

- □ **P**allor（顔面蒼白）
- □ **P**erspiration（発汗・冷汗）
- □ **P**ulmonary insufficiency（呼吸不全）
- □ **P**rostration（肉体的・精神的虚脱）
- □ **P**ulselessness（脈拍微弱）

ショックスコア

合計で5点以上でショック、11点以上は重篤

	0	1	2	3
BP(mmHg)	100≦BP	80≦BP<100	60≦BP<80	BP<60
PR(回/分)	PR≦100	100<PR≦120	120<PR≦140	140<PR
BE(mEq/L)	−5≦BE≦5	±5<BE≦±10	±10<BE≦±15	±15<BE
尿量(mL/時)	50≦尿量	25≦尿量<50	0<尿量<25	0
意識状態	清明	興奮〜軽度の応答遅延	著明な応答遅延	昏睡

A scoring for a quantitative evaluation of shock. (Ogawa R, Fujita T. Jpn J Surg / 1982年 / P122-125) より引用、一部改変

BP：収縮期血圧、PR：脈拍数、BE：base excess（塩基過剰）

これだけは！ 4 SaO₂とPaO₂の目安

患者の状態や意識レベルを調べるには、SaO₂とPaO₂の数値を用い、酸素解離曲線を使って評価する。

酸素解離曲線

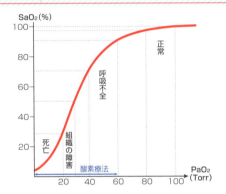

酸素解離曲線は、pH、体温、CO_2値、2,3-DPG値などにより左方または右方に偏位が起こる可能性があり、患者の既往や前回測定値の確認が重要。

SaO₂とPaO₂の関係

PaO₂(Torr)	100	90	80	70	60	50	40	30	20	10
SaO₂(%)	98	97	95	93	90	85	75	57	35	13

SaO₂ (arterial O₂ saturation)：動脈血酸素飽和度
PaO₂ (arterial partial O₂ pressure)：動脈血酸素分圧

これだけは! 5 意識レベルの評価

意識レベルの評価方法にはJCS、GCSなどの種類がある。
分類が異なるため、同一患者には同じスケールを用いる。

JCS (Japan Coma Scale)

日本で主に用いられているスケール

Ⅰ 覚醒している	
Ⅰ-1	見当識は保たれているが、意識清明とはいえない
Ⅰ-2	見当識障害がある
Ⅰ-3	自分の名前、生年月日が言えない

Ⅱ 刺激に応じて一時的に覚醒する	
Ⅱ-10	呼びかけに容易に開眼する
Ⅱ-20	大声で呼びかける、あるいは強く揺すると開眼する
Ⅱ-30	痛み刺激を加えながら呼びかけを続けると、かろうじて開眼する

Ⅲ 刺激しても覚醒しない	
Ⅲ-100	痛み刺激に対し、払いのけるような動作をする
Ⅲ-200	痛み刺激に対し、手足を動かしたり、顔をしかめたりする
Ⅲ-300	痛み刺激に対し、まったく反応しない

JCSは間脳、中脳、延髄への侵襲を緊急時に簡便に判定できる。評価例は「JCS Ⅰ-3-AI」「JCS Ⅲ-100-R」など。

必要に応じて付加
R：不穏
I：失禁
A：自発性喪失

GCS (Glasgow Coma Scale)

国際的に普及しているスケール

E 開眼(Eye Opening)

E-4	自発的に開眼する
E-3	呼びかけによって開眼する
E-2	痛み刺激によって開眼する
E-1	開眼しない

V 言語反応(Best Verbal Response)

V-5	見当識の保たれた会話ができる
V-4	会話に混乱がみられる
V-3	混乱した発語のみ
V-2	理解不能の音声のみ
V-1	発語なし

M 運動反応(Best Motor Response)

M-6	命令に従う
M-5	目的に応じた運動をする
M-4	逃避反応としての運動
M-3	異常な屈曲運動(反応)
M-2	伸展反応
M-1	まったく動かない

GCSは世界的に通用するスケールだが、開眼・言語反応・運動反応の3つで評価するため、やや判定が困難。JCSが緊急時に適するが、GCSは亜急性期〜慢性期の患者に有用。

必要に応じて付加

T：気管挿管、気管切開
A：失語症
E：眼瞼浮腫

6 せん妄の評価

せん妄が出現した場合は、ハイリスク要因の有無、外観の変化、薬物の投与状況などを確認し、スケールで評価する。

RASS（鎮静レベルを評価する）

+4	明らかに好戦的、暴力的。スタッフに対し、差し迫った危険がある
+3	攻撃的。チューブ類またはカテーテル類を自己抜去する
+2	興奮している。頻繁な非意図的な運動、人工呼吸器ファイティング
+1	落ち着きがない。不安で絶えずそわそわしている
0	意識が清明。落ち着いている

-1	完全に清明ではない。呼びかけに10秒以上の開眼およびアイコンタクトがある	呼びかけ刺激
-2	軽い鎮静状態。呼びかけに10秒未満のアイコンタクトで応答	
-3	中等度の鎮静状態。呼びかけに動きまたは開眼で反応するが、アイコンタクトはない	

↳ RASSが≧−3の場合はCAM-ICUへ

-4	深い鎮静状態。呼びかけに無反応だが、身体刺激で動きまたは開眼がある	身体刺激
-5	昏睡。呼びかけにも身体刺激にも無反応	

↳ RASSが−4または−5の場合は評価を中止し、後で再評価する

CAM-ICU（せん妄の有無がわかる）

所見1：急性発症または変動性の経過
- 基準線からの精神状態の急性変化の根拠があるか？
あるいは
- 異常な行動が過去24時間の間に変動したか？

どちらかに該当する　チェック □

所見2：注意力の欠如
患者に「今から10個の数字を読み上げるので、1の数字のときに私の手を握って教えてください」と伝え、以下の数字を3秒ずつかけて読み上げる。　2 3 1 4 5 7 1 9 3 1

エラー 1のときに手を握らなかった場合、または1以外のときに手を握った場合。

エラーが3つ以上　チェック □

所見3：意識レベルの変化
現在のRASSスコアが、意識レベル「意識が清明。落ち着いている（スコア0）」以外である。

0以外　チェック □

所見4：無秩序な思考
質問
1. 石は水に浮きますか？
2. 魚は海にいますか？
3. 1グラムは2グラムよりも重いですか？
4. 釘を打つのにハンマーは使えますか？

エラー 患者が答えを間違えた場合。

指示
- 評価者は、患者に2本の指を挙げて見せ、「私と同じように指を挙げてください」と、患者に同じ数の指を挙げるように指示する。

- 「今度は反対の手で同じようにやってください」と患者に指示を出す。その際には"2本"と言わないこと。麻痺などがある場合は「指をもう1本挙げてください」と指示を出す。

エラー 指示通りに指を動かすことができなかった場合。

質問と指示を合わせて2つ以上のエラー　チェック □

所見1＋2＋（3または4）にチェックが入ったら、せん妄あり

「日本語版CAM-ICUトレーニングマニュアルとFAQ」（CIBS Center）より引用、一部改変
https://www.icudelirium.org/medical-professionals/downloads/resource-language-translations

ICDSC (Intensive Care Delirium Screening Checklist)

ICDSCはせん妄のハイリスクであるICU患者の評価に用いる。8時間のシフトすべて、あるいは24時間以内の情報に基づき行う。明らかな徴候がある＝1ポイント、アセスメント不可能、徴候がない＝0ポイントで評価。

① 意識レベルの変化　　　　　　　　　└──────┘ポイント

Ⓐ反応がないか、Ⓑ何らかの反応を得るために強い刺激を必要とする場合は、評価を妨げる重篤な意識障害を示す。もし、ほとんどの時間がⒶ昏睡あるいはⒷ昏迷状態である場合は、ダッシュ（一）と記入し、それ以上の評価を行わない。

Ⓒ傾眠、あるいは反応までに軽度ないし中等度の刺激が必要な意識レベルの変化を示し、1ポイントである。

Ⓓ覚醒、あるいは容易に覚醒する睡眠状態は正常を意味し、0ポイントである。

Ⓔ過覚醒は意識レベルの異常ととらえ、1ポイントである。

② 注意力欠如　　　　　　　　　　　└──────┘ポイント

会話の理解や指示に従うことが困難。外からの刺激で容易に注意がそらされる。話題を変えることが困難。これらのうちいずれかがあれば1ポイント。

③ 失見当識　　　　　　　　　　　　└──────┘ポイント

時間、場所、人物の明らかな誤認。これらのうちいずれかがあれば1ポイント。

④ 幻覚、妄想、精神異常　　　　　　　└──────┘ポイント

臨床症状として、幻覚あるいは幻覚から引き起こされていると思われる行動（たとえば、空をつかむような動作など）が明らかにある。現実検討能力の総合的な悪化。これらのうちいずれかがあれば1ポイント。

⑤ 精神運動的な興奮、あるいは遅滞　　└──────┘ポイント

患者自身、あるいはスタッフへの危険を予防するために追加の鎮痛薬、あるいは身体抑制が必要となるような過活動（たとえば、静脈ラインの抜去、スタッフへの暴力など）。活動の低下、あるいは臨床上明らかな精神運動遅滞。これらのうちいずれかがあれば1ポイント。

⑥不適切な会話、あるいは情緒 ┗━━━━┛ポイント

不適切な、整理されていない、あるいは一貫性のない会話。出来事や状況にそぐわない感情の表出。これらのうちいずれかがあれば1ポイント。

⑦睡眠／覚醒サイクルの障害 ┗━━━━┛ポイント

4時間以下の睡眠、あるいは頻回な夜間覚醒（医療スタッフや大きな音で起きた場合の覚醒を除く）。ほとんど1日中眠っている。これらのうちいずれかがあれば1ポイント。

⑧症状の変動 ┗━━━━┛ポイント

①～⑦の徴候、あるいは症状が24時間の中で変化する（たとえば、その勤務帯から別の勤務帯で異なる）場合は1ポイント。

筑波大学附属病院救急・集中治療部ホームページより引用、一部改変
http://www.md.tsukuba.ac.jp/clinical-med/e-ccm/_src/343/ICDSC.pdf

知っておきたい

意識障害の原因（AIUEO TIPS：アイウエオチップス）

意識障害の原因は「AIUEO TIPS」と覚えるとよい。

A	Alcoholism	急性アルコール中毒、ビタミンB_1欠乏症（ウェルニッケ脳症）
I	Insulin	糖尿病性昏睡（ケトアシドーシス）、低血糖
U	Uremia	尿毒症、肝性昏睡
E	Encephalopathy/Endocrinopathy/Electrolytes	肝性脳症、高血圧性脳症、内分泌疾患、電解質異常
O	Opiate/O_2	薬物中毒、低酸素血症
T	Trauma	頭部外傷、硬膜下血腫、硬膜外血腫
I	Infection	髄膜炎、敗血症、脳炎、肺炎
P	Psychiatric	うつ状態、統合失調症、ヒステリー
S	Syncope/Shock/Seizure/Stroke	ショック、てんかん、血管迷走神経性失神、大量出血、脳卒中

本書の使い方

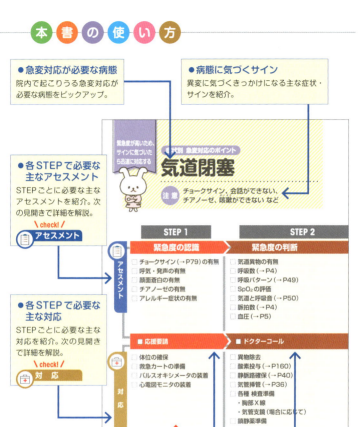

- **急変対応が必要な病態**
院内で起こりうる急変対応が必要な病態をピックアップ。

- **病態に気づくサイン**
異変に気づくきっかけになる主な症状・サインを紹介。

- **各STEPで必要な主なアセスメント**
STEPごとに必要な主なアセスメントを紹介。次の見開きで詳細を解説。
\check!/ アセスメント

- **各STEPで必要な主な対応**
STEPごとに必要な主な対応を紹介。次の見開きで詳細を解説。
\check!/ 対応

- **STEPごとにアセスメント→対応の順に行動**
「アセスメントの結果をもとに対応」という流れが基本。上から下に見ていく。

● STEP1〜3の順に進める
STEP1→STEP2→STEP3の順に進めていくことで診断・治療へ進んでいく。

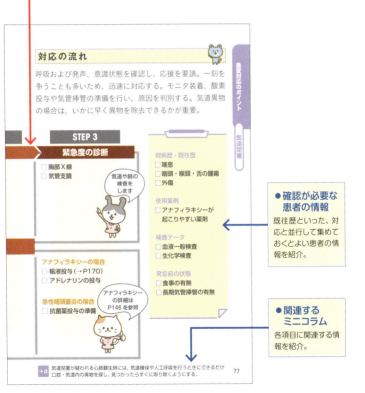

● 確認が必要な患者の情報
既往歴といった、対応と並行して集めておくとよい患者の情報を紹介。

● 関連するミニコラム
各項目に関連する情報を紹介。

● スタッフへの連絡
アセスメントの結果をもとに適宜スタッフに連絡し、対応を進める。

も く じ

これだけは！①	バイタルサイン早見表	4
これだけは！②	見逃したくない心電図波形	6
これだけは！③	ショックの特徴と評価方法	8
これだけは！④	SaO_2 と PaO_2 の目安	9
これだけは！⑤	意識レベルの評価	10
これだけは！⑥	せん妄の評価	12

第1章 急変対応の基本

救命処置の流れ	22
BLS（一次救命処置）	24
呼吸の確認	26
胸骨圧迫	28
人工呼吸	30
AED	32
ALS（二次救命処置）	34
気管挿管	36
薬剤投与	40
DCによる除細動	42
原因検索	44

第2章 バイタルサインの見かた

全身のアセスメント	46
呼吸	48
脈拍	52
血圧	56
体温	60
意識	64

| 循環動態 | 68 |
| 疼痛 | 70 |

第3章 急変対応のポイント

| 急変対応の流れ | 72 |

症状別 急変対応のポイント

気道閉塞	76
呼吸困難	80
SpO_2 低下	84
ショック	88
不整脈	92
胸痛	96
頭痛	100
腹痛	104
吐血	108
下血	112
意識障害	116
けいれん発作	122

急変につながるサイン

検査値異常	126
高体温	130
嘔気・嘔吐	134
乏尿・無尿 (カテーテル挿入時)	136

シチュエーション別 対応のポイント

化学療法中	138
検査後・治療後	142
アナフィラキシー	146

19

せん妄···········148
転倒・転落···········150
小児の急変対応···········152

第4章 急変時に必要な技術・薬品

緊急検査···········154
救急カートの整備···········156
酸素療法···········160
吸引···········164
心電図···········166
静脈路確保···········168
輸液···········170
輸血···········174
緊急薬剤···········176

第5章 対応をスムーズにするスキル

応援要請···········188
ドクターコール···········190
急変時の記録···········192
環境整備···········194
家族対応···········196

さくいん···········198
本書で使用している略語一覧···········204

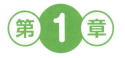

急変対応の基本

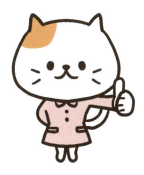

大まかな流れを頭に入れておこう

救命処置の流れ

目的 急変患者の状態をすばやく把握し、迅速に必要な処置を行えるよう行動する

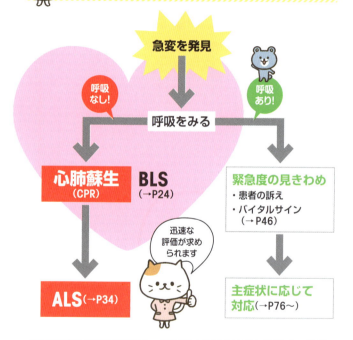

まずは呼吸の有無を確認し、呼吸停止の場合は直ちにBLSへ移行する。呼吸が保たれている場合も、緊急度を迅速に判断し、早急に状態を改善できるようにする。

+α ベッド上以外で急変患者を発見した場合には、周囲の安全確認を行うことも必要。医療行為の実施が可能で、血液などで周囲が汚染されていないかなどを確認する。

対応のポイント

急変と考えられる患者を発見したら、どんな場合であっても蘇生の手順に則り、緊急度の判断やバイタルサインの確認などをしていく。緊急度が高い場合は、応援の要請が必要になる。

> 知っておきたい

緊急度とは？
重症度は病態が生命に及ぼす危険性を示すが、緊急度は時間経過によって生命に危険が及ぶ危険性を指す。急変時にはまず「緊急度」を重視してアセスメントする。

緊急度判定の目安

緊急度5 （直ちに要診察）	心停止、けいれん継続、重症外傷、高度の意識障害、重篤な呼吸障害 など
緊急度4 （10分以内に要診察）	心原性胸痛、重篤な体温異常、激しい頭痛・腹痛、中等度の意識障害、抑うつ、自殺行為 など
緊急度3 （30分以内に要診察）	症状のない高血圧、けいれん後（意識回復したもの）、変形のある四肢外傷、中等度の頭痛・腹痛、活動期分娩 など
緊急度2 （1時間以内に要診察）	尿路感染症、縫合を要する創傷（止血あり）、不穏状態 など
緊急度1 （2時間以内に要診察）	軽度のアレルギー反応、縫合を要さない外傷、処方、検査希望 など

JTAS (Japan Triage and Acuity Scale：救急患者緊急度判定支援システム) より作成

+α 緊急度と重症度は必ずしも相関しない。たとえば気道閉塞は緊急性が高いが、一度改善されれば生命への危険は少なく、重症度は低いといえる。

道具がなくても行える救命処置

BLS（一次救命処置）

目的 急変時に直ちに患者の状態を確認し、心肺蘇生を開始する

蘇生の実施前に安全な場所かを確認しましょう

反応なし
- 大声で叫び、応援を要請
- 緊急通報
- AEDを依頼

呼吸をみる（→P26）

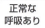

正常な呼吸あり → **応援を待つ** 普段どおりの呼吸があれば、観察を続けながら応援を待つ。

呼吸なし
- 死戦期呼吸は心停止として扱う
- 「呼吸なし」でも脈拍があるときは気道確保および人工呼吸を行い、応援を待つ

心肺蘇生（CPR）
● 直ちに胸骨圧迫を開始する
強く：成人は5cm以上6cm以内、小児は胸の厚さの約1/3
速く：100〜120回/分
絶え間なく：中断を最小にする
● 30回の胸骨圧迫後、2回の人工呼吸を加える（30:2）
人工呼吸が行えない場合は、胸骨圧迫のみを行う

+α BLSの開始前には、手袋、マスク、ガウンなどで感染防御を忘れないこと。周囲の安全確認も必ず行う。

対応の流れ

BLSアルゴリズムの手順にしたがい、①反応を見る、②呼吸をみる、③CPR（心肺蘇生：胸骨圧迫、人工呼吸）の開始、④AEDの装着、⑤CPRの再開、の手順で対処。患者の反応が見られるか、ALSの準備が整うまで継続。

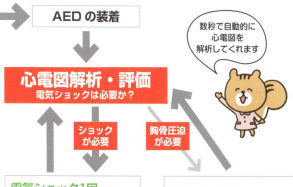

ALSチームに引き継ぐまで、あるいは患者に正常な呼吸や目的のある仕草が認められるまでCPRを続ける。

「JRC蘇生ガイドライン2015」（一般社団法人 日本蘇生協議会監修／P49／2016／医学書院）より作成

 ガイドライン2015では、胸骨圧迫の深さは従来の「5cm以上」が「5cm以上6cm以内」に、速さは「100回/分以上」が「100～120回/分」に変更された。

10秒以内にすばやく確認

呼吸の確認

目的 気道を確保しながら呼吸状態を確認し、心肺蘇生の必要性を判断する

気道確保の方法

気道確保の方法は、頭部後屈顎先挙上法（とうぶこうくつあごさききょじょうほう）が推奨される。一刻を争うため、可能なら頭部後屈顎先挙上法を行いながらその指を頸動脈まで移動させ、脈拍の有無も確認する。

頭部後屈顎先挙上法

片手で額を持ちながら頭部を後屈し、もう片方の手で顎先の中央の骨を挙げる。

頸動脈の触知

第2、第3指を咽頭隆起にあて、手前にずらしていくと脈を見つけやすい。

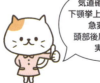

気道確保の方法には下顎挙上法もありますが、急変時、多くは頭部後屈顎先挙上法を実施します

+α 意識がないと咽喉頭の筋肉が弛緩して、舌根が沈下して気道を塞ぐ（舌根沈下）。頭部後屈顎先挙上法などを行うことで舌根部を喉の後壁から離すことができる。

呼吸の確認

気道を確保しつつ、呼吸をしているかを迅速に確認する。呼気の音や胸部の動きなどから、正常な呼吸か、あるいは呼吸が停止しているのかを評価する。

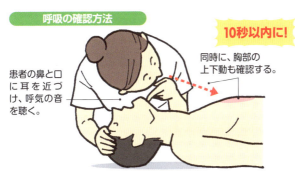

呼吸の確認方法

10秒以内に！

患者の鼻と口に耳を近づけ、呼気の音を聴く。

同時に、胸部の上下動も確認する。

●こんな場合は呼吸停止と判断する
・5～10秒経過しても呼吸がない
・死戦期呼吸が見られる
・判断がつかず、10秒以内に脈が触れない

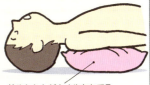

知っておきたい

小児の気道確保
- ●小児・幼児は舌が大きく、頸部が短いため、仰臥位では上気道が狭くなる。
- ●背中に枕などをはさんで気道を確保し、頭部後屈顎先挙上法を行う。

枕やたたんだタオルをあてる。

 呼吸を観察する際は、死戦期呼吸に注意する。死戦期呼吸は下顎があえぐように動く状態のことで、呼吸停止として判断する必要がある。

呼吸を確認し次第、すぐに行う

胸骨圧迫

目的 胸骨を圧迫することで、心臓の代わりに脳や心臓に血液(酸素)を供給する

実施方法

呼吸停止を確認したら、連続して30回の胸骨圧迫を実施する。疲労によって質が低下するのを防ぐため、2分間を目安に交代する。

胸骨の圧迫方法

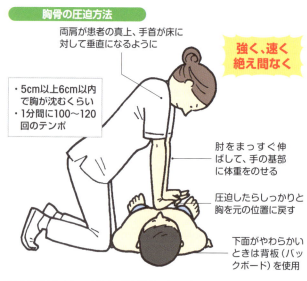

両肩が患者の真上、手首が床に対して垂直になるように

強く、速く絶え間なく

- 5cm以上6cm以内で胸が沈むくらい
- 1分間に100〜120回のテンポ

肘をまっすぐ伸ばして、手の基部に体重をのせる

圧迫したらしっかりと胸を元の位置に戻す

下面がやわらかいときは背板(バックボード)を使用

+α 旧ガイドラインでは「2回の補助換気後に胸骨圧迫する」とされていたが、新ガイドラインでは変更されていることに注意が必要。

圧迫位置
胸骨の下半分を圧迫する。「乳頭と乳頭を結ぶ線の真ん中」を目安にするとよい。

手の組み方
手首を軽く反らせて指を胸から浮かせ、基部で圧迫する。手は組むか、重ねる。

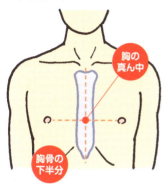
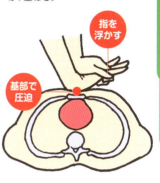

胸骨圧迫のポイント

エアマットを使用している場合はCPRプラグなどを使い、すばやくエアを抜く。肋骨骨折や胸部外傷があっても胸骨圧迫を優先して行う。

知っておきたい

体が大きい人や小児の胸骨圧迫
- 体が大きい患者では胸骨が5cm沈む程度の強さでは不十分なことがある。この場合は頸動脈や大腿動脈などの大きな血管で脈拍が触知できる程度の圧迫が望ましい。
- 小児では体格が大きければ成人と同様に行い、乳児であれば両手の親指で包み込むように指圧する。

+α 胸骨を圧迫する時間と解除する時間の比率は、同率がよいといわれている。1分間に100回のペースがベストだが、1分間に120回程度までであれば効果は変わらない。

条件がそろえば胸骨圧迫とあわせて行う

人工呼吸

目的 換気の補助を行い、脳や心臓などに酸素を供給する

実施のポイント

ポケットマスクやバッグバルブマスクなどがある場合は、胸骨圧迫に人工呼吸を併用する。送気の方法にかかわらず、1回1秒程度の長さで、胸が上がるくらいの量を送る。

基本の実施方法（バッグバルブマスクの場合）

胸骨圧迫30回 → 人工呼吸2回

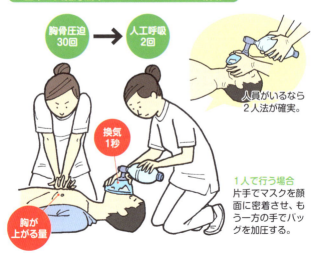

人員がいるなら2人法が確実。

換気1秒

胸が上がる量

1人で行う場合
片手でマスクを顔面に密着させ、もう一方の手でバッグを加圧する。

30 +α バッグバルブマスクでは、バッグの加圧はゆっくり行う。リザーバーバッグがしぼんで十分な酸素が供給できなかったり、胃にも空気が流入する原因となる。

デバイスを使用するコツ

空気が漏れないようマスクを密着させるためには、指の位置と力の入れ方が重要。EC法と呼ばれる方法でマスクを固定するのが一般的。

指の位置（EC法）

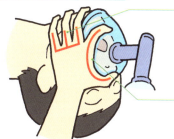

三指でE
三指でEをつくり、マスクに引き寄せるようにして下顎を持ち上げる。

親指と人指し指でC
親指と人差し指でCをつくり、マスクを保持する。

知っておきたい

エアウェイを使うのはどんなとき？
- 舌根沈下がある場合で、気道閉塞しないよう補助が必要なときに用いることがある。
- 意識障害などによる舌根沈下がある場合に経口エアウェイを用い、意識のある患者で舌根沈下がある場合には経鼻エアウェイを用いる。いずれも患者に合うサイズを選ぶこと。

●経口エアウェイ

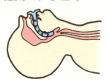

●経鼻エアウェイ

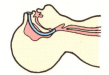

+α　るい痩が著明な高齢者などでは、顔面にマスクを密着できずに空気が漏れることがあるが、空気が漏れていても胸部が挙上すれば送気できていると考える。

> CPRの効果がない場合に実施する

AED

目的 VF（心室細動）やVT（心室頻拍）の患者に対して電気ショックをかけて除細動を行う

AED（自動体外式除細動器）の使い方

基本的には音声ガイダンスにしたがって操作をしていく。AEDを装着しても心電図の解析がはじまるまでは胸骨圧迫を続ける。

AEDを使う流れ

AEDを装着するまで胸骨圧迫を続ける

⬇ AED到着

1. 電源を入れる
2. 電極パッドを装着
3. 心電図を解析

⬇ ショックが必要なら

4. ショックを実行

⬇

胸骨圧迫を再開

電極を貼る位置

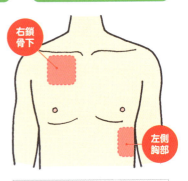

右鎖骨下 / 左側胸部

小児の場合は……
1歳未満にはAEDを使用できなかったが、新ガイドライン対応機器では1歳未満でも使える。未就学児には小児用のパッドを使用する。

+α 心電図の解析時には胸骨圧迫による誤解析を防ぐため、ショック実行時には周囲の人の安全のために、「離れて」と指示をする必要がある。

使用時のポイント

AEDの効果が低下しないよう、パッドの装着時にはいくつか注意する点がある。

●体がぬれている場合は水分を除去する
患者の体がぬれている場合、効果が十分に得られない可能性がある。乾いた布やタオルで十分に水分をふきとってからAEDを実施する。

●ペースメーカーやICDが埋め込まれている場合は8cm以上離す
患者の体にペースメーカーやICD（植込み型除細動器）が埋め込まれている場合、その上にパッドを貼ると機器の故障を招くことがある。パッドは機器（膨隆した位置）から8cm以上離して装着することが望ましい。

●前胸部に明らかな怪我がある場合は離れたところにパッドを貼る
前胸部に怪我があることが明白な場合は、パッドを傷から離れたところに貼る。ただし、心臓をはさむようにして貼るようにする。

> 貼付薬もパッドを貼る前にはがしておきます

知っておきたい
ショック実行後はどのように対応する？
- ショック実行後は直ちに胸骨圧迫を再開する。
- 二次救命処置（ALS）の準備が整うか、または蘇生チームに引き継ぐまで継続する。

+α　パッドを貼り付ける位置に経皮的貼付薬剤が貼られている場合がある。AEDの効果が低下する原因となるため、除去してからパッドを貼る。

設備の整った環境で行う救命処置

ALS（二次救命処置）

目的 BLSから引き継ぎ医療者が高度で侵襲的な処置を行う

反応なし
無呼吸 または 死戦期呼吸

↓ 院内の場合
蘇生チーム要請・AED依頼

CPR（30:2）
胸骨圧迫の中断は最小限にし、質の高いCPRに集中

↓ AED／除細動器装着

リズムを評価

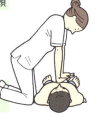

基本的にCPRは常に継続して行います

胸骨圧迫をしながら二次救命処置（ALS）
・可逆的な原因の検索と是正 ・静脈路／骨髄路確保
・血管収縮薬や抗不整脈薬の投与を考慮
・気管挿管、声門上気道デバイスを考慮
・気管挿入後は連続した胸骨圧迫 ・呼気 CO_2 モニタを使用

胸骨圧迫の中断は最小限に

+α ALSでも胸骨圧迫の中断はできるだけ避ける。中断するのは、人工呼吸を行うとき、心電図や心拍再開を評価するとき、電気ショックを実施するときのみ。

対応の流れ

CPRを継続しながら、気管挿管・静脈路確保・薬剤投与、必要に応じてDCによる除細動を並行して行う。ALSの成功のためには、質の高いCPRが欠かせない。

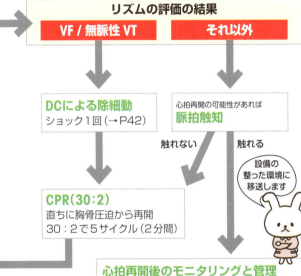

「JRC蘇生ガイドライン2015 オンライン版」(日本蘇生協議会 監修/第2章 P8)より作成

+α 自己心拍再開後は、低酸素症を防ぐため、SaO_2またはPaO_2が確実に測定されるまでは100%酸素吸入濃度を使用する。ただし酸素中毒には十分注意する。

リスクが高いため確実に迅速に行う

気管挿管

目的 高濃度の酸素投与が可能で、確実な気道確保方法。バッグバルブマスクでは不十分な場合などに行う

気管挿管の準備

気管挿管には経口挿管と経鼻挿管があるが、急変時には容易で迅速に実施できる経口挿管を行うのが一般的。挿管時は胸骨圧迫を中断するため、迅速に行えるように介助する。

●気管挿管時に備え、スペース確保や吸引の準備を行う

気管挿管時、医師は患者の頭側正中線上に立つため、ベッドの頭側にスペースをつくる。また、いつでも吸引ができる準備も整えておく。

●患者にスニッフィングポジションをとらせる

多くの場合、患者にはスニッフィングポジション(鼻を上向きにして頸部を軽く後屈させる体位)をとらせる。その際、患者の口腔内を確認し、義歯や分泌物があれば取り除く。

スニッフィングポジション

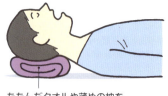

たたんだタオルや薄めの枕を頭の下に入れる

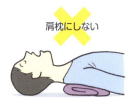

肩枕にしない

+α スペースの確保を行う際、ベッドの脚に車輪がないなど動かしづらい場合には、患者をベッドに対して斜めに動かすという方法もある。

物品の準備

挿管準備は物品のチェックと並行して行い、喉頭鏡のライトは点灯するか、気管チューブからエア漏れがないかなどを点検しておく。

●気管チューブは6.5〜8.5mmを0.5mm間隔でそろえる

ALSの際は、通常より0.5mm小さいサイズを選択する。成人であれば、6.5〜8.5mmのチューブをそろえておくとよい。

気管チューブのサイズと固定の目安

	チューブサイズ（内径・mm）	固定の深さ（経口・cm）
成人女性	7.0〜8.0	20〜24
成人男性	7.0〜9.0	20〜26

そのほか必要な物品

喉頭鏡	マッキントッシュ型のNo.1〜4のブレードを用意する
スタイレット	先端がチューブから出ないようにして準備する
吸引セット	痰が上気道まであふれ出た場合に備えて用意する
シリンジ10mL	気管チューブのエア漏れの確認に用いる
潤滑剤	気管チューブの先端〜カフに塗布する
その他	救急カート、マギル鉗子、バイトブロック、聴診器、カプノメータ（またはEDD）、絆創膏、バッグバルブマスク、固定テープ など

+α　スタイレットは最初から湾曲しているため通常は形を変えなくてもよいが、ALS実施時にはより確実に気管挿管するためにL字状の湾曲をつけておくとよい。

介助のポイント

準備が整い次第、気管挿管を開始する。

●チューブ挿入の深さは成人で20〜26cmが目安

平均的な体格の成人では、20〜26cmの深さを目安に挿入される。ただし固定部位が口角か前歯正中かによって挿入する深さは異なってくる。また枕の有無によっても±2cmの差が出ることに注意する。

●挿管したら身体所見と器具で位置を確認し、しっかり固定する

挿入位置は身体所見で確認し、次に器具を用いて評価する。チューブが気管に入り、片肺挿管でないことが確認できたら、そこで仮に固定する。胸骨圧迫などによって固定がずれやすいため、急変時は通常よりもしっかりと固定する。

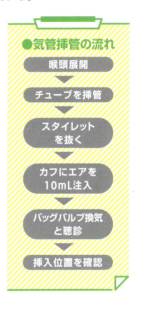

●気管挿管の流れ
- 喉頭展開
- チューブを挿管
- スタイレットを抜く
- カフにエアを10mL注入
- バッグバルブ換気と聴診
- 挿入位置を確認

●身体所見の確認
- □ 胸郭の上下動の有無
- □ 左右の呼吸音の有無
- □ 胃部への空気流入の有無
- □ チューブ内側の水蒸気の有無

●器具による確認
- □ カプノメータ
- □ EDD
- □ CO_2ディテクタ など

+α 気管挿管後は胸骨圧迫と換気は非同期とし、連続した胸骨圧迫を行う。ペースとしては、胸骨圧迫と換気はそれぞれ1分間に10回で継続して実施する。

気管挿管困難の予測（LEMONの法則）

気管挿管困難・換気困難にすぐ対応できるよう、LEMONの法則でアセスメントできるようにしておくとよい。挿管困難が予測される場合はエアウェイスコープや気管支ファイバーなどを準備する。

L 外観 (Look externally)
- [ ] 顎や口にひげがないか
- [ ] 肥満ではないか
- [ ] 顔面の変形・下部顔面の外傷・義歯を外すことなどによる頬部の陥没がないか
- [ ] 出っ歯、口蓋や下顎の急な後退、猪首などがみられないか

E 3-3-2の法則による評価 (Evaluate the 3-3-2 rule)
- [ ] 開口し、上下の門歯間に指が3本入るか
- [ ] オトガイと口腔底間に指3本分のスペースがあるか
- [ ] 甲状切痕と口腔底間に指2本分のスペースがあるか

M Mallampatiスコア (Mallampati)
- [ ] 口腔内に喉頭鏡と気管チューブが同時に入るか
（以下の4段階のクラスで評価する）

クラスI 軟口蓋、口蓋垂、口峡、口蓋弓が見える

クラスII 軟口蓋、口蓋垂、口峡が見える

クラスIII 軟口蓋および口蓋垂の基部のみ見える

クラスIV 硬口蓋しか見えない

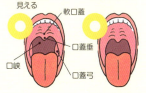
 やや困難
 非常に困難

O 気道閉塞 (Obstruction)
- [ ] 声門上に血腫や外傷などがないか

N 頸部の可動性 (Neck mobility)
- [ ] 頸部損傷などがなく、頭頸部を後方上向きにできるか

速やかに薬剤投与の経路を確保する

薬剤投与

目的 主に除細動が適応にならない場合に病態に応じて循環動態の維持などをする

ルートの選択

CPRを継続しながら、速やかに静脈路を確保する。急変時には胸骨圧迫が中断されず、安全にすばやく確実に薬剤を投与できる末梢静脈を第一選択とする。

ルート確保しやすい部位

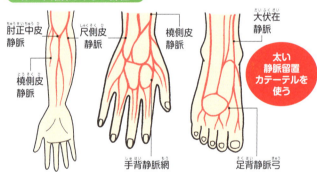

肘正中皮静脈　尺側皮静脈　橈側皮静脈　大伏在静脈
橈側皮静脈　手背静脈網　足背静脈弓

太い静脈留置カテーテルを使う

●静脈路が確保できなければ骨髄路確保

静脈路確保が難しい場合や、静脈路確保に時間がかかる場合は骨髄路を選択する。乳児や幼児で用いられることが多いが、成人で行うこともある。穿刺部位は主に鎖骨、胸骨、大腿骨、脛骨、上腕骨、踵骨、腸骨など。

+α　気管内投与を行うこともある。この場合に使用可能な薬剤はアトロピン硫酸塩、リドカイン塩酸塩、アドレナリン、ナロキソン塩酸塩。

使用される薬剤

心停止時に多くの場合で第一選択となるのがアドレナリン（1回1mgを3～5分ごとに静脈内投与）。難治性のVF/無脈性VTに対してはアミオダロン塩酸塩などの抗不整脈薬を投与することもある。

主に使用される薬剤
- ●アドレナリン
- ●バソプレシン
- ●アトロピン硫酸塩

VF / 無脈性VTの場合
- ●アミオダロン塩酸塩
- ●リドカイン塩酸塩
- ●ニフェカラント塩酸塩　など

薬剤投与のポイント

投与薬剤はCPR実施中の2分間に準備し、リズムチェック後、迅速に投与する。投与後は薬剤の反応を確認するためにモニタ波形を観察する。また実施時間も記録しておく。

●末梢静脈に投与した場合、投与側の上下肢を挙上して輸液を全開にする

薬剤を迅速に分布させる目的で、薬剤投与後は投与側の上肢（または下肢）を挙上すると同時に輸液を全開に（または後押し）する。

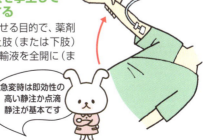

急変時は即効性の高い静注か点滴静注が基本です

+α　リドカイン塩酸塩やニフェカラント塩酸塩は、抗不整脈薬としては代表的なものであるが、アミオダロン塩酸塩と比較すると効果は劣るため、第二選択となる。

ALSの除細動ではAEDよりDCが一般的

DCによる除細動

目的 VF / 無脈性VTの場合に心臓に電流を流すことで正常拍動に戻す

除細動実施の判断

リズムチェックを行い、VF/無脈性VTであれば実施される。PEA（無脈性電気活動）と心静止の場合には適応されない。

除細動実施の判断ポイント

☐ **心電図波形にフラットラインが見られる**
→モニタのリード接続を確認、感度を上げ、誘導を変更してもフラットラインのまま
→**実施しない**（心静止）

☐ **VF/無脈性VT以外の波形があるが脈拍触知なし**
→**実施しない**（PEA）

↓

PEA / 心静止の場合
・直ちにCPRを開始
・CPR中に静脈路確保を行ってアドレナリンを投与
・（必要があれば）気管挿管や原因検索を実施

再度リズムチェックをしてもPEA/心静止が持続する場合はCPRと原因検索を続行します

+α DCには単相性と二相性がある。除細動時のエネルギーが異なるため（単相性は360J、二相性は120〜200J程度）、使用するDCがどちらかも確認する。

実施の流れ

リズムチェックを行い、VF/無脈性VTと判断された場合は以下のように実施する。

❶ パッド・パドルを装着する

ゲルパッドを装着するか、あるいはパドルにゲルを塗り、パドルを右上前胸部と左側胸壁（心尖部）にしっかり押し当てる。

❷ エネルギー量を設定する

初回は二相性なら120〜200J、単相性なら360Jに設定する。2回目以降は、初回と同じか高いエネルギー量にする。

❸ 安全確認し、放電する

患者に誰も触れていないことを確認したら、スイッチを押して放電。

❹ CPRを再開する

心電図モニタ波形や脈拍の確認は行わず、直ちに胸骨圧迫を再開。

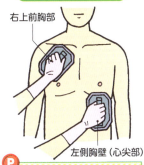

パドルをあてる位置
- 右上前胸部
- 左側胸壁（心尖部）

心肺蘇生の中止判断

心肺蘇生を終了するための判断基準はないが、通常、心肺蘇生開始後15〜20分前後から以下の判断材料をもとに検討しはじめる。

判断のポイント

- ☐ 本人の事前の希望
- ☐ 家族の希望や都合
- ☐ 目撃者の有無
- ☐ 心肺蘇生を実施した時間
- ☐ 治療の経過
- ☐ 原因疾患や病態 など

+α 2回目のリズムチェックで徐脈性PEAや心静止であれば、アトロピン硫酸塩（初回1mg [2A]、総量3mgまで）の投与を考慮する。

早期に鑑別できるかどうかが予後を左右する

原因検索

目的 早期に心肺停止を招いた原因を鑑別しそれに即した治療を行うことで改善を目指す

原因検索のポイント

質の高い CPR を継続しながら原因検索を行う。血液検査や動脈血ガス分析、また診療カルテや主治医・担当看護師などから情報を集めていく。以下の 5H&5T は心停止の原因となるもののうち、治療可能で頻度の高いもの。

5H&5T

	原因	対処
5H	**H**ypovolemia（循環血液量減少）	急速輸液
	Hypoxia（低酸素血症）	酸素化と呼吸管理
	Hydrogen ion（アシドーシス）	補正、呼吸管理
	Hyper / Hypo kalemia（高/低カリウム血症）	カリウムの補正
	Hypothermia（低体温）	加温
5T	**T**ension pneumothorax（緊張性気胸）	胸腔ドレナージ
	Tamponade, cardiac（心タンポナーデ）	心膜開窓術
	Thrombosis（心筋梗塞）	血栓溶解療法
	Thrombosis（肺血栓塞栓症）	血栓溶解療法、手術
	Toxins（薬物）	中毒の治療

+α 原因究明のためには画像検査や動脈血ガス分析などの検査、また継続したモニタリングが必要になることもある。迅速な判断・行動が求められる。

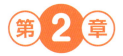

バイタルサイン の見かた

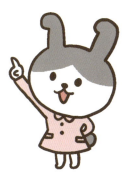

パッと見たときの印象が大切

全身のアセスメント

注意 自覚症状の変化、意識状態の変化、バイタルサインの変化 など

アセスメントのポイント

急変の前ぶれは、つい見逃してしまうような軽微な変化であることが多い。「いつもと違う」「何かがおかしい」と感じたら、急変の可能性を考えてアセスメントを行う。

●異変に気づいたら症状の有無やバイタルサインをチェック

まず新たに出現した症状をとらえ、症状に応じた初期対応を行う。心停止などの明らかな急変を除き、必ずバイタルサインを確認する。以下の値の場合、緊急度が高いとされる。

緊急度が高いと考えられる値	
意識	JCS：100以上（→P10）
呼吸	10回/分未満 または30回/分以上、呼吸音の左右差、異常呼吸
脈拍	120回/分以上 または50回/分未満
血圧	収縮期血圧90mmHg未満 または200mmHg以上
SpO₂	90％未満
その他	ショック症状 など

＊上記のいずれかが認められる場合
救急振興財団「救急搬送における重症度・緊急度判断基準作成委員会報告書」より作成

+α 急変する可能性を考えた場合は、現在治療している疾患だけでなく必ず既往歴や服用薬剤なども確認する。思わぬ影響が出ていることもある。

●8つのポイントから全身を観察する

バイタルサインを測定し、正常時と比較して変化がないかを確認する。とくに呼吸、循環(脈拍、血圧、末梢の血流)、意識に変化があった場合は要注意。

8つのポイント

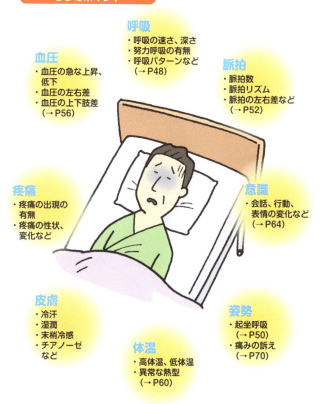

呼吸
- 呼吸の速さ、深さ
- 努力呼吸の有無
- 呼吸パターンなど
  (→P48)

血圧
- 血圧の急な上昇、低下
- 血圧の左右差
- 血圧の上下肢差
  (→P56)

脈拍
- 脈拍数
- 脈拍リズム
- 脈拍の左右差など
  (→P52)

疼痛
- 疼痛の出現の有無
- 疼痛の性状、変化など

意識
- 会話、行動、表情の変化など
  (→P64)

皮膚
- 冷汗
- 湿潤
- 末梢冷感
- チアノーゼ
  など

姿勢
- 起坐呼吸
  (→P50)
- 痛みの訴え
  (→P70)

体温
- 高体温、低体温
- 異常な熱型
  (→P60)

+α 患者は自分を軽症に思わせようとすることがある(頻脈なのは階段をのぼったからなど)。患者の訴えを聞きつつ、自分の五感で情報を収集することを常に心がける。

呼吸の異常は生命の危機に直結

呼吸

目的 換気の状態や酸塩基平衡の状態がわかり心肺機能が正常かがわかる

視診によるアセスメント

緊急時には詳細な情報を収集するよりも、視診によって大まかに呼吸の状態をとらえることが大切。呼吸の有無、発声の有無を確認したら、呼吸の速さ、深さ、胸の動きなどをみていく。

☐ 呼吸の速さ
→正常は成人で16回/分前後（各年代の目安→P4）。緊急時には瞬時に、呼吸が速いのか、遅いのかを判断する。

☐ 呼吸の深さ
→呼吸の速さとあわせて確認する。緊急時には浅いのか、深いのかを大まかに把握する。

☐ 努力呼吸の有無
→努力呼吸が見られる場合、呼吸に負荷がかかっていると考えられる。現在の数値は正常でも、今後呼吸状態が悪化することを念頭に入れて観察を続ける。

努力呼吸

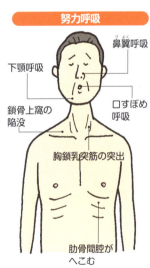

鼻翼呼吸
下顎呼吸
鎖骨上窩の陥没
口すぼめ呼吸
胸鎖乳突筋の突出
肋骨間腔がへこむ

+α 呼吸をみるときはあわせてチアノーゼの有無も確認する。ただし、照明の状態によって正しく判断できないこともあるため、注意が必要。

☐ 胸郭の動き
→動きの左右差を確認し、吸気時に胸郭が収縮し、呼気時に拡張する奇異呼吸（シーソー呼吸）などがないかを観察する。

☐ 呼吸パターン
→正常時は吸気時間：呼気時間＝1：2で、その後休息期がある。呼吸パターンに異常が見られる場合、中枢に問題がある可能性がある。

呼吸パターンの異常

クスマウル呼吸
・規則的でゆっくりとした深い大きな呼吸
・重症糖尿病や代謝性アシドーシスで起こる

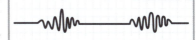

チェーンストークス呼吸
・頻呼吸の間に無呼吸が起こる
・間脳に障害が進行していると起こる

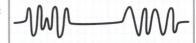

ビオー呼吸
・深いあえぎと突然の無呼吸をくり返す
・脳疾患に伴って起こる

失調性呼吸
・呼吸数は少なく、無呼吸もみられる不規則な呼吸
・延髄に障害が進行して重篤な状態

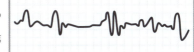

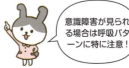

意識障害が見られる場合は呼吸パターンに特に注意！

+α　COPDをもつ患者では、「閉塞性呼吸」と呼ばれる、呼気が異常に長い呼吸がしばしば見られる。末梢気道の閉塞や虚脱が原因で起こる。

☐ 体位・姿勢の異常

起坐呼吸

→座位をとったほうが楽な場合（起坐呼吸）、呼吸困難感がある状態を示す。また慢性呼吸不全の場合は背筋を伸ばした姿勢を好み、重症呼吸不全の場合は深呼吸のように吸気で背屈し、呼気で前屈する姿勢を好む。

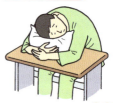

聴診によるアセスメント

聴診器を使わなくても周囲にまで響き渡る頸部からの喘鳴は気道狭窄を疑うことができる。

☐ 異常呼吸音

→異常呼吸音は断続性と連続性の大きく2つに分けられる。音の性状だけでなく、異常音がいつ聞こえるのか（吸気か呼気か）などにも注意する。

異常呼吸音の分類

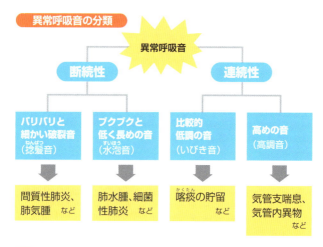

+α 正常であれば、3つの呼吸音（気管支呼吸音、肺胞呼吸音、気管支肺胞呼吸音）が聴取できる。それ以外の音が聴こえる場合は異常と考えられる。

☐ 呼吸音の減弱・消失

→呼吸音が聴こえづらい場合、まずは聴診器の使用ミスがないかを確認する。それでもよく聴こえない場合は、気胸か無気肺の可能性を想定し、聴診とあわせて肩や胸郭の動きを確認する。

呼吸音の減少・消失のアセスメント

	気胸	無気肺
視診	・気胸側の胸郭の動きが悪化 ・胸郭の動きに左右差	・胸郭の動きに左右差 ・咳、呼吸数が増加
打診	・共鳴音の亢進 ・気胸側に鼓音	・虚脱部位に濁音
聴診	・呼吸が減弱あるいは消失 ・健側のみで聴取できる	・呼吸音の減弱あるいは消失 ・いびき音 ・断続性副雑音
触診	・皮下気腫があれば握雪感	・患部側の胸郭の動きが鈍い

バイタルサインの見かた

呼吸

知っておきたい

呼吸機能の異常を示す検査値

●呼吸困難感がなくても呼吸機能に異常が起こっていることもある。
●呼吸機能に異常があると、動脈血ガス分析やパルスオキシメータで計測するPaO_2や$PaCO_2$、SpO_2の値に変化が表れる。

呼吸機能の異常

低酸素血症	$PaO_2 < 60Torr(SpO_2 \leqq 90\%)$ 軽度の過換気、頭痛、嘔気など
高二酸化炭素血症	$PaCO_2 > 50Torr$ 急性期にはCO_2ナルコーシスが起こる

+α　呼吸機能の異常があっても呼吸困難感を自覚されない場合もあるが、逆に呼吸機能そのものに問題がなくても不安などによって呼吸困難感が出ることもある。

急変時にすばやく測定したい

脈拍

目的 心臓の状態や循環の状態などを確認することができる

脈拍の測り方

脈拍は手関節部の橈骨動脈で触知するのが基本だが、血圧低下時や緊急時などには大腿動脈や総頸動脈で測定することもある。

●橈骨動脈
もっとも一般的な計測方法。橈骨動脈に指の第2・3・4指を沿わせて触知する。

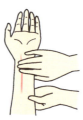

●大腿動脈
小児の急変時などに股関節の内側の大腿動脈で触知することがある。

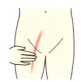

●総頸動脈
緊急時に触知することが多い。両側を同時に触知せず、必ず左右別々に触知する。

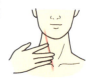

+α 乳児の場合、頸部も大腿部も皮下脂肪によって脈拍の触知が難しいため、脈拍の計測は上腕動脈で行う。幼児以上の場合、緊急時は成人と同様にして行う。

脈拍のアセスメント

脈拍を測定することで、心臓の拍動の状態や血圧を推測することができる。脈拍に異常が見られる場合は、心電図やほかのバイタルサインも確認しておく。

☐ 脈拍数
→ 1分間測定するのが原則。成人の正常値は60〜80回/分(各年代の目安→P4)。頻脈や徐脈になっていないかを確認する。

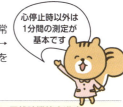

心停止時以外は1分間の測定が基本です

脈拍数に異常が起こる疾患

頻脈	高熱時、貧血、心不全、甲状腺機能亢進症、大量出血 など
徐脈	心疾患、頭蓋内圧亢進、甲状腺機能低下、薬剤の副作用(ジギタリス、β遮断薬など) など

☐ 脈拍リズム
→ 脈拍のリズムが不規則だったり(リズム不整)、脈拍が1拍飛ぶような状態(結滞)がないかを確認する。

脈拍触知で不整脈を疑ったらすぐにモニタリングを

脈拍のリズム異常が起こる疾患

リズム不整	心房細動
結滞・欠損	心室期外収縮

+α ジギタリス製剤には副交感神経刺激作用があり、徐脈に注意が必要。とくに腎機能が低下する高齢者ではジギタリス中毒になりやすい。

☐ 脈拍の左右差

→脈拍が弱い場合などには左右の橈骨動脈を両手で同時に触れ、左右差がないかを確認する。左右差がある場合、大動脈炎症症候群や動脈閉塞性疾患などが生じている可能性がある。

☐ 脈拍の強さ

→脈に触れたときの強さから、収縮期血圧と拡張期血圧の差(脈圧)がわかる。呼吸の吸気時により小脈となる場合(奇脈)、心タンポナーデや緊張性気胸などが考えられる。

脈拍の強さに異常を及ぼす病態	
大脈	大動脈弁閉鎖不全症、敗血症 など
小脈	循環血液量の減少、心不全、心筋梗塞 など

☐ 脈拍の緊張度

→脈拍の緊張から収縮期血圧の高低がわかる。動脈を圧迫しても拍動を感じられない場合は「緊張が弱い」、逆に動脈を圧迫しても拍動が消えない場合は「緊張が強い」という。

緊張度の異常	
緊張が強い	高血圧 動脈硬化
緊張が弱い	ショック 低血圧

緊張度の見かた

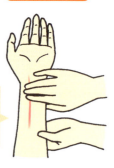

橈骨動脈にあてた指のうち、心臓に近い側の指の圧迫を強めていく。その際の拍動の感じ方で緊張度を測ることができる。

+α 15秒間の脈拍数を調べ、それを4倍して1分間の脈拍数とカウントすることもできる。ただし、リズム不整がみられる場合は必ず1分間の測定を行う。

脈拍と血圧の関係

血圧が低下した場合、末梢には血液が届きにくくなるため、心臓から遠い末梢では脈拍を触知しづらくなる。

●脈拍触知できる部位で血圧がわかる

すぐに血圧を測定できない場合には、脈拍触知できる部位からおおよその血圧を推測する。末梢から触知していく。頸動脈が触知できない場合は心停止と判断し、心肺蘇生を行う。

脈拍触知できる部位と血圧の関係

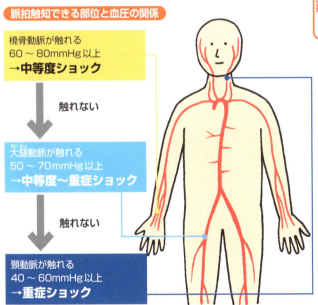

橈骨動脈が触れる
60〜80mmHg以上
→**中等度ショック**

↓ 触れない

大腿動脈が触れる
50〜70mmHg以上
→**中等度〜重症ショック**

↓ 触れない

頸動脈が触れる
40〜60mmHg以上
→**重症ショック**

+α 脈拍は運動や精神的興奮などによっても変動する。頻脈や徐脈などが見られた場合、可能であればその前後の状況を確認し、また随伴症状の有無もあわせて確認する。

急変時は急激な低下に注意

血圧

目的 血液循環などから全身状態を把握し
ショックが起きていないかを確認する

血圧の測り方

血圧測定にはいくつか方法があるが、急変時にはそのときに可能な測定方法を選ぶ。経時的に測定することが大切。

●測定方法には大きく2種類ある

血圧測定方法には、非観血的血圧測定と観血的血圧測定の大きく2つがある。それぞれメリット・デメリットがあるが、急変時にはまずそのときにできる方法を選択する。動脈圧ラインが挿入されていれば後者で、挿入されていない場合は前者で行う。

血圧測定法の特徴とメリット

	非観血的血圧測定	観血的血圧測定
特徴	血圧計を用いる一般的な測定。触診法や聴診法などがある。	動脈から直接血液を採取し、リアルタイムで連続して血圧変化を測定する。
メリット	・測定が簡単 ・複数部位で測定できる ・感染のおそれがない	・血圧の変化を連続的に観測できる ・心拍数や循環血液量などがわかる ・必要時に動脈血採血ができる

+α 観血的血圧測定はどの動脈でも可能だが、心臓から遠い末梢の動脈であるほど、収縮期血圧が高めに出る。足背動脈で20〜40mmHgほど高値となる。

血圧のアセスメント（非観血的血圧測定）

有している疾患などによって患者の平常時の血圧値は異なるが、一般的に安静時に20～30％程度上昇または低下する場合には急激な変化が起きていると考える。

☐ 高血圧
→一般に収縮期血圧200mmHg以上または拡張期血圧100mmHg以上となった場合は緊急事態と考え、急変対応を行う。高血圧とともに右のような随伴症状がある場合、緊急性の高い疾患の可能性が高い。

注意したい随伴症状
・徐脈、頻脈
・意識レベル低下
・嘔気の有無　など

☐ 低血圧
→収縮期血圧が80mmHg以下の場合（橈骨動脈を触知できない場合）、急激な血圧低下と考え、ショック時の対応を行う。

注意したい随伴症状
・ショックの5P（→P8）
・動悸
・息切れ　など

年齢ごとの血圧基準値（mmHg）

	収縮期血圧	拡張期血圧
新生児	70～90	約50
幼・学童期	90～100	50～60
思春期	110～120	50～60
成人	110～130	60～85

+α　ショックの初期は頻脈などで血圧を維持する機能が働くため、血圧低下が見られないこともある。血圧低下がないからといってショックではないと決めつけない。

☐ 血圧の左右差

→大動脈解離などでは左右の血圧に差が出るため、右の疾患が疑われる場合などに測定する。上腕の両側で測定し、左右差が10mmHg以内であれば正常と考える。

考えられる疾患
・大動脈炎症候群
・解離性大動脈瘤
　　　　　　　　など

☐ 血圧の上下肢差

→上下肢の血圧の差は10〜15mmHgが正常範囲で、下肢よりも上肢のほうが高いのがふつう。上下肢差が15mmHg以上になる場合は右のような疾患が疑われる。

考えられる疾患
・大動脈狭窄
・大動脈弁閉鎖不全症
　　　　　　　　など

血圧のアセスメント（観血的血圧測定）

観血的血圧測定では末梢に向かう血管の圧力がわかる。波形の高さが圧を示し、圧が強い場合は立ち上がり角が急峻に、圧が弱い場合は緩やかになる。観血的血圧測定では血圧だけでなく、血行動態に関する数値も得られる。

☐ 動脈圧波形の異常

→立ち上がり角の角度や、ディクロティックノッチ（大動脈弁の閉鎖時にできる波形）の消失がないかなどを確認する。また循環血液量が減少している場合などには呼吸性の変動が見られる。

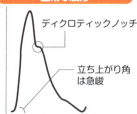

正常な波形
ディクロティックノッチ
立ち上がり角は急峻

+α 観血的血圧測定の値と非観血的血圧測定の値が大きく異なる場合、デバイス側に問題がある可能性が高い。ゼロ調整や加圧バッグの圧に問題がないかを確認する。

末梢血管抵抗には問題がないが心筋収縮力が低下している場合	末梢血管抵抗が低下し心筋収縮力も低下している場合
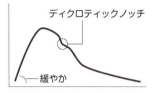	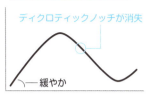
→大動脈弁狭窄など	→敗血症性ショックなど

□ パラメータの異常

→動脈圧ラインで測定するパラメータが基準値から外れている場合、循環血液量の減少、心拍出量の低下、末梢血管抵抗の減少といった循環の異常が起こっていると考えられる。

血行動態の基準値

パラメータ	基準値
心拍出量(CO)	4〜7L / 分(成人)
心係数(CI)	2.5〜4L / 分 / m^2
1回拍出量係数(SVI)	30〜65mL / beat / m^2
全末梢血管抵抗(SVR)	800〜1200dynes・秒 / cm^5
肺血管抵抗(PVR)	150〜250dynes・秒 / cm^5
混合静脈血酸素飽和度(SvO$_2$)	約75%
肺動脈圧(PAP)	収縮期(15〜25mmHg) 拡張期(8〜15mmHg)
肺動脈楔入圧(PAWP)	平均5〜13mmHg

+α 循環血液の減少量が20%以下であれば、心拍数を増加させることで代償が可能。それより減少量が多くなると末梢血管を収縮させて代償することになる。

急変時には計測しやすい方法で

体温

目的 敗血症などといった感染症の有無や体温調整機能の異常などがわかる

体温の測り方

測定方法には腋窩温、口腔温、鼓膜温、直腸温、膀胱温などの方法がある。それぞれ特徴があるが、緊急時には実施しやすい方法を選択する。

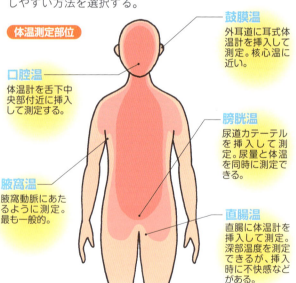

体温測定部位

鼓膜温
外耳道に耳式体温計を挿入して測定。核心温に近い。

口腔温
体温計を舌下中央部付近に挿入して測定する。

膀胱温
尿道カテーテルを挿入して測定。尿量と体温を同時に測定できる。

腋窩温
腋窩動脈にあたるように測定。最も一般的。

直腸温
直腸に体温計を挿入して測定。深部温度を測定できるが、挿入時に不快感などがある。

+α 電子体温計には実測値と予測値がある。予測値なら計測時間を短縮することができるが、経時的なモニタリングが必要な場合には、より正確な実測値で計測する。

測定部位の選び方の目安

	適応	メリット	デメリット
腋窩	幼児〜成人	・簡単に計測できる	・乳児、るい痩著明な患者では計測が難しい ・完全な閉鎖腔にできず、環境の影響を受けやすい
口腔	児童〜成人	・腋窩と比較すると平衡温に達する時間が短い	・乳幼児、鼻閉、せん妄、経口摂取後、呼吸困難を有する患者などでは計測が難しい
鼓膜	新生児、手術中、鎮静中	・簡単に測定できる ・外部環境の影響を受けづらい	・耳疾患、耳垢、耳道狭窄があると計測が難しい
膀胱	手術中、手術後	・完全な閉鎖腔のため、体腔温度に近い ・同時に尿量を計測できる	・膀胱カテーテルを挿入する必要がある
直腸	乳幼児〜成人	・体腔温度に近い値を得られる	・せん妄、肛門疾患、便秘、下痢などがあると計測が難しい ・羞恥心や不快感を与える

体温のアセスメント

体温は外部環境や日周リズムなどによって変動するため、体温測定ではその値のみに注目するのではなく、経時的な変化にも注目する。

□ 高体温
→高体温の場合、感染症などによってセットポイントが高く設定されることで起こる「発熱」と、体温調整機能の異常によって起こる「うつ熱」の2パターンがある。

+α 人間の体温調節は、視床下部にある体温調整中枢によって行われている。通常、体温調節中枢がもつ調整温度（セットポイント）に合うように体温が調節される。

うつ熱と発熱の違い

	うつ熱	発熱
原因	熱中症 熱産生と熱放散のバランスが崩れて起こる。外部環境の影響が大きい。	感染症 病原体を撃退する免疫機能として起こる。 脳卒中など（非感染性） 体温中枢の異常でセットポイントに狂いが生じる。
セットポイント	正常。	正常よりも高く設定される。
症状	・41℃以上の非常に高い体温になることがある。 ・悪寒、戦慄などは起こらない。	・高くても41℃以上にはならない。 ・悪寒、戦慄などが起こる。

細菌感染症をバイタルサインから類推する方法

$$\frac{\varDelta 心拍数}{\varDelta 体温} = \frac{(現在の心拍数 - 普段の心拍数)}{(現在の体温 - 普段の体温)} > 20$$

体温が1℃上昇するにしたがって心拍数が20回以上増加する（上記の式の値が20を超える）場合は、細菌感染症の可能性が高い。

例

現在の心拍数105回/分、普段の心拍数65回/分、
現在の体温38.0℃、普段の体温37.0℃
$\varDelta 心拍数 \div \varDelta 体温 = (105-65) \div (38-37) = 40$
→20を超えるため、細菌感染症の可能性がある

☐ 低体温

→深部温度35℃以下を低体温という。32〜35℃を軽度、28〜32℃を中等度、28℃以下を高度とする。寒冷環境にさらされたり、体温を維持する機能に異常をきたすことで起こる。

低体温では循環動態が不安定になったり、アシドーシスを招いたりします

+α 低体温の治療では、32℃まではシバリングによる熱産生が期待できるが、32℃以下になった場合は、積極的に加温する必要がある。

☐ 熱型の異常

→発熱の経過を観察すると、特徴的なパターンを示すことがあり、疾患の特定に役立つ。また発熱の経過と状態を把握することで、適切なタイミングで解熱を行うこともできる。

異常な熱型

稽留熱 (けいりゅう)

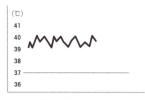

日内変動が1℃以内の高熱が持続する

疾患：腸チフス、肺炎 など

弛緩熱 (しかん)

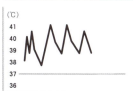

日内変動が1℃以上で37℃を下らない

疾患：敗血症、ウイルス性疾患 など

間欠熱 (かんけつ)

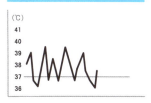

日内変動が1℃以上で、37℃以下になるときがある

疾患：マラリア など

波状熱 (はじょう)

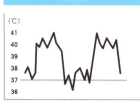

有熱期と無熱期を不規則にくり返す

疾患：ブルセラ症 など

+α 上記のほか、マラリアで起こる周期熱（規則的な周期で発熱をくり返す）、インフルエンザや麻疹、デング熱で起こる二峰性発熱（解熱後、再び熱が上昇する）などがある。

> 急性の意識障害には迅速に対応を

意識

目的 意識をつかさどっている脳機能が正常に働いているかを確認する

意識のアセスメント

意識障害の有無は「呼びかけや刺激に適切に反応するか」「開眼しているか」「発語できるか」「運動できるか」などの要素から判断する。軽度の場合、一見しただけでは異常に気づけないこともある。

□ スケールによる意識レベルの評価
→意識レベルの評価方法にはJCSとGCSの2種類がある（→P10）。JCSは重症度を把握する場合に有用であるため、緊急時に広く使用される。GCSは患者の状態変化を把握したい場合などに役立つ。

□ 睡眠との見きわめ
→意識障害と睡眠は見きわめが難しいが、右のようなポイントから推測することができる。見た目などから判断がつかない場合は、声をかけたり刺激を与えたりして、きちんと意識のアセスメントをすることが必要。

確認したいポイント
・異常呼吸の有無
・ベッド周囲の様子
 （嘔吐や出血の有無、薬剤使用の形跡の有無など）
・睡眠薬服用の有無
・入院前の睡眠パターン
・意識障害を起こしやすい疾患の有無
　　　　　　　　　　など

+α 睡眠と意識障害を見きわめる際、刺激によって患者が開眼しても刺激をしつづけないとその状態を維持できない場合は意識障害があると考えられる。

瞳孔の観察

瞳孔の大きさをスケールで測り、形、位置の異常の有無、対光反射、共同偏視をチェックする。患者の意識があれば、複視（両眼、片眼）の有無も確認する。

☐ 瞳孔の大きさ
→正常時は直径3〜4mmの正円。瞳孔径が2mmより小さい場合は縮瞳、5mmより大きければ散瞳で、瞳孔径の大きさから疾患を推測できることがある。

☐ 瞳孔の左右差
→正常時は左右対称。左右差が0.5mmを超えた場合に瞳孔不同というが、正常な場合でも起こりうる。左右差が1mmを超えた場合には異常と考える。

瞳孔の観察方法

明るい場所で光量に左右差が出ないように注意し、日光や室内灯の影響があるときはカーテンやブラインドを閉めてから行う。スケールは目から5cmほど離して測定する。

夜間など暗所では

ペンライトを使って計測するが、このとき虹彩に光が当たると対光反射が起こってしまうため、側方から光を当てるように注意する。

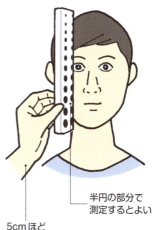

半円の部分で測定するとよい

5cmほど離れた位置で持つ

+α 瞳孔径をすばやく測定するには、あらかじめ何mm程度か予測してからスケールを用いて測ったほうがスムーズに行える。

瞳孔の正常・異常

正常
・正円で左右が同じ大きさ
・瞳孔径が約3〜4mm

3〜4mm

両側縮瞳

・左右とも瞳孔径が2mm以下
・2mm程度ではCO_2ナルコーシスや脳ヘルニア（初期）、1mm程度では橋出血などが疑われる

両側散瞳

・左右とも瞳孔径が5mm以上
・低血糖や低酸素状態、中脳障害や脳ヘルニア（非代償期）などで起こる

瞳孔不同

・左右の瞳孔径の差が0.5mm以上
・動眼神経麻痺によるものが多いが、テント切痕ヘルニアでも起こる

共同偏視

・頭蓋内病変と同じ方向に向く場合と反対方向に向く場合がある
・前頭葉に病変があると病変側、橋や中脳に病変があると病変と反対側を向く

下方内方共同偏視

・両側の眼球が下方、内方を向いている
・視床出血で見られる

外転神経麻痺

・片側または両側の眼球が内方偏位している

眼球が水平方向に緩やかに動く運動（眼球彷徨）は、主に大脳の機能低下時に見られ、脳幹部への障害は少ないと考えられます

+α 薬剤を使用していると瞳孔に影響が出ることがある。有機リン中毒では2mm程度の両側縮瞳、モルヒネなどの麻薬中毒では1mm以下の両側縮瞳が起こる。

☐ 対光反射

→瞳孔に光を当てた際に、左右同時に瞳孔が小さくなるか観察する。この反射が消失している場合には、神経障害、中脳・橋障害などが疑われる。

対光反射の正常・異常

すばやく縮瞳が起こる ⟶ 正常

対光反射の消失
- → 両側 ⟶ 脳幹障害
- → 片側のみ ⟶ 脳ヘルニアなどによる動眼神経麻痺

対光反射の観察方法

10cmほど離れた位置で、目の横から真ん中に向かってペンライトの光を2〜3秒当てる。左右の瞳孔の縮瞳の有無、スピードをチェックする。

外側から中央へペンライトを動かす

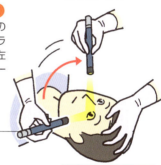

知っておきたい

せん妄
- ●意識の質が変容すると起こり、術後や薬物の使用開始、使用中止時などにしばしば見られる。高齢者でとくによく見られる（対応の詳細→P148）。
- ●せん妄は見逃されることも少なくないが、少しでも様子がおかしいと感じたときにはCAM-ICUやICDSCなどのスケールを用いてアセスメントする（→P12）。

+α 瞳孔が正円ではないときや一部が欠損しているときは、外傷をはじめ、虹彩炎、神経梅毒、先天性異常などが考えられる。

フィジカルアセスメントが役に立つ

循環動態

目的 おおよその循環血液量を推測し、ショックなどの鑑別に役立てる

末梢循環不全のアセスメント

末梢循環不全の有無を見きわめるには CRT（capillary refilling time）と呼ばれるチェック方法が有用。爪を強く圧迫して赤みが戻るまでの時間を観察する。

CRTのチェック方法

爪を圧迫したあと、赤みが戻るまでの時間をみる

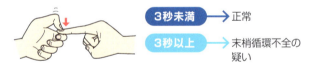

- 3秒未満 → 正常
- 3秒以上 → 末梢循環不全の疑い

浮腫のアセスメント

浮腫の有無を見ることで、組織液の貯留がわかる。浮腫の有無は、足背などを指で押し、圧痕が残るかどうかで判断する。浮腫の出現部位によって、病態が推測できる。

+α 浮腫が現れる原因は、大きく3つに分けられる。浮腫が見られたら血管透過性の亢進、毛細血管静水圧の上昇、血漿膠質浸透圧の減少のいずれかの可能性を考える。

浮腫の出現部位と考えられる疾患

全身性	高度の場合、ネフローゼ症候群	
局所性	眼瞼	腎不全、アレルギー など
	顔面	上大静脈症候群、腎性糸球体腎炎 など
	上肢	リンパ浮腫（乳がん術後）、四肢静脈血栓症 など
	下肢	薬物の副作用、心不全、うっ滞性静脈炎、静脈弁不全 など

片側のみ浮腫がある場合、蜂窩織炎も考えられます

中心静脈圧のアセスメント

中心静脈圧は前負荷の指標として用いられ、測定することで循環血液量の過不足を調べることができる。測定するためには、中心静脈カテーテルの挿入が必要（→P169）。

高 ↑ 12cmH$_2$O（8mmHg）以上：**心不全、過剰輸液・輸血、陽圧呼吸 など**

基準値　5～12cmH$_2$O（3～8mmHg）

低 ↓ 5cmH$_2$O（3mmHg）以下：**循環血液量減少、脱水 など**

> 知っておきたい

中心静脈圧ラインがない場合は？
- 中心静脈ラインが挿入されていない場合は、頸静脈圧の観察を行う。
- 頭部を30～60°挙上し、胸骨角と右内頸静脈拍動の最高点の垂直距離を測定。その値に5cm加えた値が頸静脈圧（cmH$_2$O）。

+α 中心静脈圧が正常範囲内でも血圧が低下している場合は、循環血液量の減少や心不全が疑われる。また頸静脈圧が10cmH$_2$O以上となる場合は心不全が考えられる。

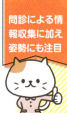

問診による情報収集に加え姿勢にも注目

疼痛

目的 疼痛部位から起こっている疾患を推測する

疼痛部位の推測

疼痛は基本的に主観によるもののため問診が不可欠だが、痛みを訴えている姿勢などから疼痛部位を推測できることがある。姿勢から急変に気づくことも少なくないので、重要な情報となる。

姿勢と疑われる疾患

ふさぎ込むような姿勢

この姿勢で激しい痛みを訴える場合は、くも膜下出血の可能性が考えられる。

胸をわしづかみにする姿勢

強い胸痛があると考えられ、心筋梗塞が疑われる。

頭の後ろを押さえる姿勢

後頭部に痛みがあり、項部硬直が見られたら髄膜炎が考えられる。

このほか、肩甲骨あたりの激しい痛みを訴える場合では大動脈解離が考えられます

+α 激しい疼痛は、自律神経が刺激されて血管緊張が虚脱する神経原性ショックを招くことがある。疼痛によるショックでは徐脈が見られるのが特徴的。

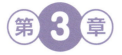

急変対応の ポイント

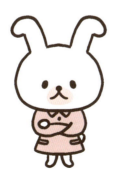

イメージトレーニングをしておこう

急変対応の流れ

目的 基本の大きな流れを頭に入れることでいざというときに慌てない

急変対応の大きな流れ

病態にもよるが急変対応には一定の手順があり、大きく3段階のステップで考える。ステップに応じたアセスメントを行い、その結果をもとに対応するという流れが基本。

STEP1　緊急度の認識

見た目や訴えなどの第一印象から数秒で急変を認識することが第一歩。印象から緊急度が高いとわかったら、すぐに応援を呼ぶ。

STEP2　緊急度の判断

応援を呼んだら一次評価を行い、STEP1より詳しくアセスメントする。その結果から医師への報告を行い、看護師でできる処置や検査準備などを開始する。

STEP3　緊急度の診断

STEP2後は基本的に医師の指示にしたがって行動する。原因の特定に必要な検査を行ったり、原因疾患を治療したりする。

既往歴や使用薬剤をチェック

アセスメントを行っている間に、カルテから既往歴や使用薬剤などを確認する。場合によっては周囲の人などから情報を集めることも必要になる。

+α 患者や周囲の人から情報を聴取するべき内容はAMPLE（A：アレルギー、M：内服薬、P：既往歴、L：最終飲食、E：何が起こったか）で覚えるとよい。

STEP1　緊急度の認識

アセスメントではまず急変のサインに気づくことが大切。対応としてはサインに気づいて行動を開始し、応援を呼ぶこと。この段階でモニタリングの準備や環境整備をする。

アセスメント　第一印象で異変や主訴をとらえる

急変のサインを早期発見することが急変対応の第一歩。そのためには、患者の状態に常に気を配り、意図的に観察することが大切。

行うこと
- 第一印象の観察
- 患者への声かけ
- 生命徴候の確認　など

対応　応援を呼び、物品の準備などを行う

第一印象から緊急度が高いと思われる場合は、すぐに応援を要請する。それと同時に必要な物品を集め、対応ができる環境を整える。

行うこと
- 応援要請
- 救急カート、モニタなどの準備
- スペースの確保　など

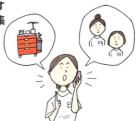

+α 発見時にすでに心肺停止の状態に陥っている場合は、とにかく早期に心肺蘇生を開始し、迷わずコードブルーを起動すると心得る。

STEP2　緊急度の判断

アセスメントではバイタルサインなどから一次評価を行い、緊急度を判断。その後、緊急度が高いと判断できる場合はドクターコールし、報告とともに指示を仰ぐ。

アセスメント　一次評価を行う

応援が到着したらバイタルサインを評価し、主症状に応じて必要な情報を集める。集めた情報から緊急性を判断し、対応につなげる。

行うこと
- バイタルサインの評価
- カルテのチェック
- 原因疾患の情報収集　など

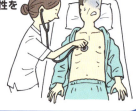

対応　医師へ報告し、初期対応を行う

一次評価の結果をもとに、医師に報告する。指示を受けたら、看護師ができる初期対応を行うとともに、検査の準備などを並行して進める。

行うこと
- ドクターコール
- 初期対応
- 検査準備　など

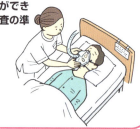

+α　アセスメントの際、患者の訴えを聞くことが大切だが、時に自分自身を軽症に見せようとすることがあるので自分の五感での情報収集も大切。

STEP3 緊急度の診断

アセスメントでは、原因疾患の特定のためにより詳細な検査を行う。検査結果から原因疾患を推定し、それに応じた治療を開始する。

 アセスメント　詳細な検査を行い、原因を特定

主症状から考えられる原因疾患を鑑別するために、より詳しい検査を行う。スムーズに検査が行えるように行動しつつ、常に観察を続ける。

行うこと
- 検査の準備
- 継続的な観察　など

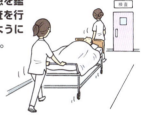

↓

 対　応　原因疾患に応じて治療を開始

詳細な検査により、原因疾患が推定できたら、それに応じた治療を開始する。この段階でも急変する可能性を考え、観察を怠らないようにする。

行うこと
- 治療の補佐
- 継続的な観察　など

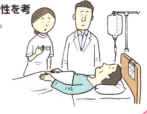

+α　STEP3の段階では看護師は主に医師の指示のもとで動くことになるが、病態や治療の内容を理解しておき、次の行動を予測して動くことが重要である。

緊急度が高いため、サインに気づいたら迅速に対応する	症状別 急変対応のポイント

気道閉塞

注意 チョークサイン、会話ができない、チアノーゼ、咳嗽ができない など

STEP 1

緊急度の認識

アセスメント

- ☐ チョークサイン（→P79）の有無
- ☐ 呼気・発声の有無
- ☐ 顔面蒼白の有無
- ☐ チアノーゼの有無
- ☐ アレルギー症状の有無

■ 応援要請

対応

- ☐ 体位の確保
- ☐ 救急カートの準備
- ☐ パルスオキシメータの装着
- ☐ 心電図モニタの装着

STEP 2

緊急度の判断

- ☐ 気道異物の有無
- ☐ 呼吸数（→P4）
- ☐ 呼吸パターン（→P49）
- ☐ SpO_2の評価
- ☐ 気道と呼吸音（→P50）
- ☐ 脈拍数（→P4）
- ☐ 血圧（→P5）

■ ドクターコール

- ☐ 異物除去
- ☐ 酸素投与（→P160）
- ☐ 静脈路確保（→P40）
- ☐ 気管挿管（→P36）
- ☐ 各種 検査準備
  ・胸部Ｘ線
  ・気管支鏡（場合に応じて）
- ☐ 鎮静薬準備

+α 患者の反応がない場合は速やかに応援を要請。その際、AEDを持って来てほしい、救急カートが必要、院内コードブルーに通報など具体的に要請指示を行う。

対応の流れ

呼吸および発声、意識状態を確認し、応援を要請。一刻を争うことも多いため、迅速に対応する。モニタ装着、酸素投与や気管挿管の準備を行い、原因を判別する。気道異物の場合は、いかに早く異物を除去できるかが重要。

急変対応のポイント / 気道閉塞

STEP 3

緊急度の診断

- ☐ 胸部X線
- ☐ 気管支鏡

（気道や肺の検査をします）

アナフィラキシーの場合
- ☐ 輸液投与（→P170）
- ☐ アドレナリンの投与

急性咽頭蓋炎の場合
- ☐ 抗菌薬投与の準備

（アナフィラキシーの詳細はP146を参照）

現病歴・既往歴
- ☐ 喘息
- ☐ 咽頭・喉頭・舌の腫瘍
- ☐ 外傷

使用薬剤
- ☐ アナフィラキシーが起こりやすい薬剤

検査データ
- ☐ 血液一般検査
- ☐ 生化学検査

発症前の状態
- ☐ 食事の有無
- ☐ 長期気管挿管の有無

+α 気道閉塞が疑われる心肺蘇生時には、気道確保や人工呼吸を行うときにできるだけ口腔・気道内の異物を探し、見つかったらすぐに取り除くようにする。

看護のポイント

主な原因は、気管内異物、アナフィラキシーなど。完全気道閉塞では数分程度で心停止に至る可能性があり、対応は、完全気道閉塞かどうか、また異物が原因かによって異なる。

 アセスメント

●サインや既往歴などから、気道閉塞の状態・原因を見きわめる

右のような症状があれば完全気道閉塞が疑われ、かなり緊急が高いといえる。会話ができれば不完全気道閉塞と考え、低酸素血症に注意して対応する。あわせて既往歴や発症前後の状況から、口腔・気道内の異物の有無や気道閉塞の原因を推測する。

完全気道閉塞のサイン
- [ ] チョークサイン
- [ ] 声かけに返答（発声）できない
- [ ] チアノーゼ
- [ ] 呼吸・咳嗽ができない
- [ ] 吸気中の高音の雑音など

●気管挿管に備えて、挿管困難を予測する

気道閉塞では気管挿管・換気困難が起こりやすい。LEMONの法則（→P39）に基づいて挿管が可能か予測し、挿管が難しい可能性があれば、その後の対応を検討する。

 対 応

●不完全気道閉塞の場合、まずは酸素投与

パルスオキシメータと心電図モニタを装着し、モニタリングを開始。喀痰の貯留や、炎症、腫瘍などが原因の場合は速やかに酸素を投与する。重篤なアナフィラキシーが強く疑われる場合は、アドレナリン筋肉注射を優先する（→P147）。

+α 気道閉塞が食事中に発生した場合でも、必ずしも飲食物による閉塞とは限らない。食物以外の可能性も考え、対応することが大切。

●異物による完全気道閉塞の場合、異物除去を直ちに行う

軽度であれば、まず強い咳を促す。自分で咳ができない完全気道閉塞の場合は、意識があればハイムリック法か腹部突き上げ法を行う。効果がなければ背部叩打法を行うが、患者の咳による喀出を妨げるときには避ける。

〈異物除去法1〉
ハイムリック法

腹部を突き上げる方法。剣状突起よりも下側に握りこぶしをあて、上腹部を突き上げる。横臥位の場合は、手のつけ根を剣状突起よりも下側に当て圧迫する。

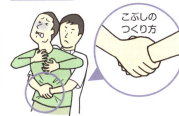

〈異物除去法2〉
背部叩打法

背中を叩く方法。立位では、片方の手を患者の胸に当て、もう片方の手のつけ根で左右の肩甲骨の間を強く叩く。子どもに行う場合は、片手で前胸壁を支え、成人と同様に叩く。

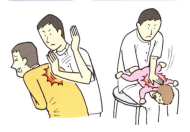

〈異物除去法3〉
器具による異物除去

口腔・咽頭や気管内、声帯など異物の位置や形状などに応じて吸引、鉗子、気管支鏡などの器具を使い分ける。

使用する器具
・吸引(→P164)
・マギル鉗子
　異物が見える場合に用いる
・気管支鏡
　気管支内異物に用いる

+α　チョークサインとは喉を親指と人差し指でつかむ仕草のことで、窒息を知らせるサイン。この状態の人を見かけたらすぐに窒息の有無を確認すること。

急に起こった場合は重症のケースが多い

症状別 急変対応のポイント
呼吸困難

注意 努力呼吸、喘鳴、顔面蒼白、チョークサイン など

STEP 1

緊急度の認識

アセスメント

- □ 顔面蒼白の有無
- □ チアノーゼ・冷汗の有無
- □ 努力呼吸の有無
- □ 喘鳴の有無
- □ 胸痛の有無
- □ 痰の有無

■ 応援要請

対応

- □ 体位の確保
  ・基本的には座位をとらせる
- □ 救急カートの準備
- □ 心電図モニタの装着

STEP 2

緊急度の判断

- □ 呼吸数（→P4）
- □ 呼吸パターン（→P49）
- □ 呼吸音（→P50）
- □ 血圧（→P5）
- □ 頸静脈怒張の有無

■ ドクターコール

- □ 酸素投与（→P160）
- □ パルスオキシメータ装着
- □ 各種 検査準備
  ・12誘導心電図
  ・胸部X線
  ・心エコー
  ・CT
- □ 静脈路確保（→P40）
- □ 動脈血ガス分析

---

80 +α 息苦しさの表現は人によって異なる。「動悸がする」「だるい感じがする」といった訴え方をすることもあるので、言葉にとらわれず、ていねいにアセスメントを行う。

対応の流れ

呼吸困難は、呼吸するときに苦痛を感じたり、不快感や努力感を覚えたりする自覚症状のこと。呼吸や循環を重点的にアセスメントし、呼吸不全が認められる場合はまず酸素投与を行うのが基本。その後、疾患の鑑別を行っていく。

急変対応のポイント　呼吸困難

STEP 3
緊急度の診断

- [ ] 12誘導心電図
- [ ] 胸部Ｘ線
- [ ] 心エコー
- [ ] ＣＴ

呼吸困難の原因を探ります

肺血栓塞栓症の場合
- [ ] 抗凝固療法

心不全の場合
- [ ] 昇圧薬や強心薬、利尿薬の投与

緊張性気胸の場合
- [ ] 胸腔ドレナージ

アナフィラキシーの場合
- [ ] アドレナリンの投与
- [ ] 輸液投与（→P170）

現病歴・既往歴
- [ ] 呼吸器・循環器疾患
- [ ] 喘息

使用薬剤
- [ ] 抗生物質
- [ ] 造影剤
- [ ] 輸液製剤

検査データ
- [ ] 血液一般検査
- [ ] 胸部Ｘ線写真

発症前の状態
- [ ] 安静解除の有無
- [ ] 中心静脈ラインの挿入の有無

+α　患者自身は苦しくないと言う場合でも、呼吸不全が起こっていることがある。自覚症状にとらわれず、呼吸や循環などの客観的な情報とあわせて総合的に判断する。

看護のポイント

呼吸困難は緊急を要する疾患の可能性があるため、すばやい対応を意識する。急な悪化に備え、常にバイタルサインの変化に注意し、必要な機器を準備しておくことも大切。

 ## アセスメント

●呼吸状態の確認は、聴診だけでなく視診でも行う

聴診に頼りすぎず、呼吸パターンや胸骨窩・肋間の観察といった視診も行う。聴診では音の性状だけでなく、吸気時・呼気時どちらで異常が起こるかも確認する。

●随伴症状や呼吸困難が起こるまでの経過を確認する

胸痛などの随伴症状から疾患が推測できることがある。また、発症前の安静解除の有無、アナフィラキシーが起こりやすい薬剤投与の有無といった情報も役に立つ。

とくに見逃したくない状態・疾患の特徴

病名	特徴
肺血栓塞栓症	・4日以上ベッドで安静にしていた場合に多く見られる ・多呼吸や頻脈が見られ、多くは胸痛を伴う
緊張性気胸	・患側呼吸音の減弱または消失が見られる ・打診すると患側に鼓音を認める
心不全	・ラ音を伴う起坐呼吸が見られ、吸気時に異常が出る ・チアノーゼや冷汗を伴う喘鳴、ピンク色泡沫状痰がある
アナフィラキシー	・呼気時に異常が見られる ・皮膚・粘膜症状や血圧低下などを伴う ・病棟では抗生物質の投与後にとくに注意が必要

+α　SpO_2 が低下していなくても油断をしない。気道狭窄などでは、はじめのうちは酸素化が保たれていることがある。そのまま放置すると気道閉塞に至ることも。

その他呼吸困難を起こす疾患	
循環器系	急性冠症候群、狭心症、不整脈 など
呼吸器系	COPDの増悪、肺炎、気管支喘息、ARDS など
その他	代謝性アシドーシス、過換気症候群、パニック障害、感染症、貧血 など

対 応

患者さんの変化に常に注意を

●酸素投与はSpO₂測定後、速やかに行う

$SpO_2 ≦ 90\%$は$PaO_2 ≦ 60Torr$と考えられるので、すぐに酸素投与を行う（→P160）。COPDの患者ではCO_2ナルコーシスに注意。

●急激な悪化に備えて気管挿管の準備を

呼吸困難が重篤化するケースを想定し、意識障害などが起こっていない場合でも気管挿管の準備を行う（→P36）。

●不安をやわらげるケアを行う

強い呼吸困難が起こると、誰もが死への恐怖を抱くもの。恐怖心は呼吸困難感を助長するため、誰か1人は必ず患者さんに付き添い、タッチングを行うなどして不安を軽減する。

🅿 会話はYES/NOで答えられる工夫を

・会話は呼吸困難を悪化させるため、必要最低限にとどめる。
・問診が必要な場合も、できるだけ首振りのジェスチャーで答えられるように、YES/NOで答えられるように質問を工夫する。

+α CO_2ナルコーシスのおそれがある場合でも、低酸素血症の改善を優先し、酸素吸入を行う。SpO_2の値に十分注意し、1分間に0.5L程度の低流量から開始する。

SpO₂が低下したら酸素化能の低下が疑われる

症状別 急変対応のポイント

SpO₂ 低下

注意　SpO₂の値、呼吸困難感、チアノーゼ、末梢冷感、姿勢、頸静脈怒張の有無 など

STEP 1
緊急度の認識

アセスメント

- □ SpO₂が90%未満か
- □ 起坐呼吸の有無
- □ 呼吸困難感の有無
- □ 呼吸補助筋の使用の有無
- □ 頸静脈怒張の有無

STEP 2
緊急度の判断

- □ 呼吸数（→P4）
- □ 意識レベル（→P10）
- □ 脈拍数（→P4）
- □ 血圧（→P5）
- □ ショックの5Pの有無（→P8）
- □ 呼吸音・胸郭の動き（→P50）
- □ 分泌物の有無

■応援要請

対応

- □ 気道確保
- □ 心電図モニタの装着
- □ 救急カートの準備
- □ 吸引の準備

■ドクターコール

- □ 酸素投与（→P160）
- □ 吸引（→P164）
- □ 用手的人工呼吸（→P30）
- □ 動脈血ガス分析
- □ 各種 検査準備
  ・胸部X線
  ・心エコー
  ・胸部CT

+α　酸素化能は年齢や体位、原疾患などによって異なる。高齢者ではもともとSpO₂が90%前半のこともあるため、前回値との比較をし、急激な変化がないか確認する。

対応の流れ

SpO₂ の正常値には個人差もあるが一般には 95％以上が正常。90％以下では酸素投与が必要になる。SpO₂ の低下があった場合は、きちんと測定できているか確認し、酸素投与や分泌物の除去、原因検索などを行う。

急変対応のポイント　SpO₂低下

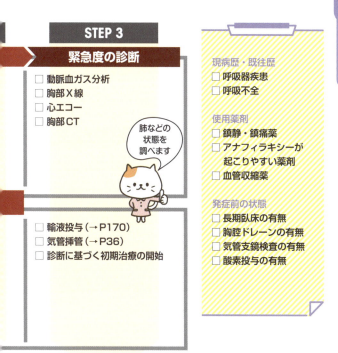

STEP 3
緊急度の診断

- [ ] 動脈血ガス分析
- [ ] 胸部X線
- [ ] 心エコー
- [ ] 胸部CT

肺などの状態を調べます

- [ ] 輸液投与（→P170）
- [ ] 気管挿管（→P36）
- [ ] 診断に基づく初期治療の開始

現病歴・既往歴
- [ ] 呼吸器疾患
- [ ] 呼吸不全

使用薬剤
- [ ] 鎮静・鎮痛薬
- [ ] アナフィラキシーが起こりやすい薬剤
- [ ] 血管収縮薬

発症前の状態
- [ ] 長期臥床の有無
- [ ] 胸腔ドレーンの有無
- [ ] 気管支鏡検査の有無
- [ ] 酸素投与の有無

+α COPDなどがある場合にも、SpO₂ がもともと低下していることがある。この場合、SpO₂ が低下していても呼吸困難感がないケースがあるので、注意する。

看護のポイント

SpO₂の値だけにとらわれないように注意。SpO₂の低下によってバイタルサインが変化していないか、動脈血ガス分析の結果はどうかなど、総合的にアセスメントする。

アセスメント

●急に値が低下したら、まず測定ができているかを確認

まずはSpO₂が正しく測定できているかを確認する。接続外れや装着ミスのほか、末梢血管の収縮により脈波を検知できないケースがある。測定値に影響を及ぼす要因がないかもチェックする。

確認するポイント
- [ ] 接続外れの有無
- [ ] 装着ミスの有無
- [ ] 脈波の感知の有無
- [ ] 測定値に影響する要因の有無

SpO₂の測定に影響を与える要因	
色素製剤の投与	インドシアニングリーン（肝機能検査時）、カルディオグリーン（心拍出量測定時）、メチレンブルー（重症メトヘモグロビン血症の測定時）
指の状態	爪の変形・傷、皮膚の色素沈着、マニキュア、ネイルアート など
患者の体動	鎮静を保てない患者、乳幼児 など
末梢循環不全	亜硝酸薬（ニトログリセリンなど）、抗不整脈薬（リドカインなど）、局所麻酔薬 など
光	外部光が受光部に入り込む など

+α パルスオキシメータで測定できないほどの循環不全や低体温の場合、緊急事態のことも少なくない。SpO₂の測定にこだわらず、全身のアセスメントを行う。

●低酸素血症の可能性を考慮しながらアセスメントする

酸素飽和度が低下している場合、まずは低酸素血症を疑う。低酸素血症には「①肺胞低換気」「②拡散障害」「③換気血流比不均衡」「④シャント」の４つの病態がある。

低酸素血症をきたす病態

	特徴	疾患
①肺胞低換気	・$PaCO_2$上昇 　（$PaCO_2 > 45Torr$） ・呼吸数の減少、浅呼吸 ・気道狭窄の所見 など	呼吸中枢の障害、神経筋疾患、胸郭・横隔膜の損傷 など
②拡散障害	・Hb値の低下 ・$A-aDO_2$の開大 など	肺炎、肺水腫、肺線維症 など
③換気血流比不均衡	・長時間の仰臥位 ・不均一な呼吸音 ・体位によるSpO_2の変動 など	肺気腫、気管支喘息、肺塞栓症、心不全 など
④シャント	・酸素投与量を上げても改善しない ・広範囲の呼吸音の減弱 など	ARDS、肺水腫、無気肺 など

 対 応

●吸引が必要な場合は、その前に酸素を投与してSpO_2を上昇させる

明らかに痰の貯留が見られれば吸引を行う。SpO_2が改善していない状態で吸引すると低酸素血症が悪化しやすいため、先に酸素投与を行う。吸引しても酸素化が改善しなければ気管挿管を行う。

知っておきたい

酸素投与中にSpO_2が低下したら？

●やみくもに濃度や流量を上げず、接続部のリークの有無、チューブの屈曲など、機器に異常がないかを確認する。

+α　SpO_2の低下が見られたら酸素解離曲線（→P9）を用い、PaO_2値とあわせて評価する。SpO_2の変化は小さくてもPaO_2の変化が大きいことがあるので要注意。

血圧が下がったらまずショックの徴候をチェック

症状別 急変対応のポイント

ショック

注意 ショックの5P、出血、疼痛（とくに強い胸痛）、感染徴候、アレルギー症状 など

STEP 1
緊急度の認識

アセスメント

- ☐ 意識状態の確認
- ☐ ショックの5Pの有無（→P8）
- ☐ 皮膚温、CRT遷延（せんえん）
- ☐ 呼吸困難感の有無
- ☐ 下血の有無（臭気）
- ☐ アレルギー症状の有無
- ☐ 強い胸痛の有無
- ☐ 外出血の有無

STEP 2
緊急度の判断

- ☐ 呼吸数（→P4）
- ☐ 脈拍数（→P4）
- ☐ 血圧（→P5）
- ☐ 体温（→P5）
- ☐ 気道と呼吸音（→P50）
- ☐ ショックスコアを算出

■ 応援要請

対応

- ☐ 体位の確保
  - ・基本は仰臥位
- ☐ 気道確保
- ☐ 救急カートの準備
- ☐ パルスオキシメータの装着
- ☐ 心電図モニタの装着

■ ドクターコール

- ☐ 酸素投与（→P160）
- ☐ 静脈路確保（→P40）
- ☐ 輸液・薬剤投与準備
- ☐ 体幹の保温
- ☐ 各種 検査準備
  - ・上部・下部内視鏡
  - ・超音波検査 など
- ☐ 膀胱留置カテーテルの挿入

+α 重症患者の場合、体位変換後に血圧が下がることがある。血圧の調整機構や骨格筋ポンプ機能の低下などで体液分布が不均衡になることが原因と考えられる。

対応の流れ

急激な血圧低下は緊急度が非常に高く、危険な状態である。ショックに陥っていることを想定し、速やかに応援要請を行う。意識レベルとバイタルサインを確認し、全身を観察して血圧低下を引き起こしている原因を探る。

STEP 3
緊急度の診断

原因検索に伴った
- [ ] 12誘導心電図
- [ ] 血液一般検査
- [ ] 胸部・腹部X線検査
- [ ] 上部・下部消化管内視鏡検査
- [ ] 超音波検査

原因に応じて
- [ ] 輸液投与（→P170）
    ショックが遷延すれば
    輸液の急速投与
- [ ] 輸血準備と投与
- [ ] 薬剤投与
- [ ] 原因除去
- [ ] 外科的治療

現病歴・既往歴
- [ ] 感染
- [ ] 出血
- [ ] 心疾患・不整脈 など

急変前の使用薬剤
- [ ] 鎮痛薬
- [ ] 造影剤
- [ ] 輸血 など

急変前の検査データ
- [ ] 血液一般検査
- [ ] 胸部・腹部X線検査
- [ ] エコー検査 など

その他
- [ ] 食物摂取の有無

+α 体位変換によって収縮期血圧40mmHg以上、拡張期血圧20mmHg以上の変化などが見られたら、体位変換を中断。しばらくしても回復しなければ、元の体位に戻す。

看護のポイント

ショック状態になると酸素化が保てなくなるため、酸素投与が必須。重症の場合は大量輸液を行い、出血性ショックなら速やかに輸血を開始する。

アセスメント

●ショックの徴候をすばやくチェックする
呼吸の状態、脈拍触知、血圧低下の程度を確認し、ショックの徴候（ショックの5P→P8）の有無を調べる。さらに全身状態を観察し、顔色や皮膚温を調べ、出血、浮腫、発疹などの有無をチェック。

●随伴症状や現病歴・既往歴などからショックの原因に関する情報をできる範囲で集める
ショックはその種類によって効果的な治療が異なるため、アセスメントをするなかで、どの種類のショックに陥っているか情報を集めておくとよい。

ショックの分類と現れやすい症状

循環血液量減少性ショック	**出血性ショック**：体表面や皮下の出血 **脱水**：下痢、嘔吐
心原性ショック	**心筋梗塞**：強い胸痛
心外閉塞・拘束性ショック	**心タンポナーデ**：外頸静脈怒張 **緊張性気胸**：胸郭運動に左右差がある
血液分布異常性ショック	**敗血症**：感染徴候、消化器症状、末梢が温かくなる、qSOFAスコア（→P132）に該当 **アナフィラキシー**：発赤などのアレルギー症状 ※顔が紅潮するため顔色から気づきづらい

+α 緊急時は脈拍触知部位から血圧を推定してもよい（→P55）。ただし初期には血圧低下が見られないことがあるため、血圧低下がなくてもショックを常に考慮する。

対応

●バイタルサインの安定を優先し、まずは酸素投与と循環管理

ショックが進行すると酸素化が保てなくなるため、高濃度酸素投与を行う。意識レベルが低ければ気道確保。循環動態の安定のため、大量輸液を考慮し輸液セットは細胞外液で2セット以上を準備する。

●ショックの原因に応じて治療を行う

バイタルサインが安定したら原因に応じて治療を行う。心外閉塞・拘束性ショックの緊張性気胸や心タンポナーデなどの場合は、原因を取り除けば比較的すぐに回復する。

ショックへの対応

	原因となる疾患・病態	対応
循環血液量減少性ショック	体液が失われ循環血液量が減少する ・出血性ショック ・体液喪失（脱水、熱傷など）	不足した循環血液量を補う ・輸液、輸血 など
心原性ショック	何らかの原因で心機能が低下 ・心筋性（心筋梗塞、拡張型心筋症など） ・機械性（僧帽弁閉鎖不全症、心室中隔欠損症など） ・重症不整脈や徐脈	心臓の働きを改善させる ・輸液 ・血管拡張薬 ・抗不整脈薬 ・除細動 など
心外閉塞・拘束性ショック	心臓のポンプ機能が障害される ・心タンポナーデ ・重症肺血栓塞栓症 ・緊張性気胸	ポンプ機能の障害となっている原因を取り除く ・ドレナージ ・血栓を取り除く治療
血液分布異常性ショック	何らかの原因で末梢血管抵抗が低下 ・敗血症性ショック ・アナフィラキシーショック ・神経原性ショック	血液量を増やしたり、原因となる病態を改善 ・輸液 ・原因の除去 など

+α 治療に反応しない場合は原因検索のために肺動脈カテーテルを挿入し、循環動態を評価する。循環血液量が足りていれば薬剤投与、不足していれば補液を行う。

急速に危険な状態に陥るため、迅速に対応を

症状別 急変対応のポイント

不整脈

注意 意識レベル、ショック症状、動悸や胸部不快症状といった自覚症状 など

STEP 1

緊急度の認識

アセスメント
- □ 不整脈の波形
- □ アーチファクトの有無
- □ 顔面蒼白の有無
- □ チアノーゼの有無
- □ 呼吸困難感の有無
- □ 胸痛・関連痛の有無
- □ 頸静脈怒張の有無

■ 応援要請

対応
- □ 安楽な体位の確保
- □ 救急カートの準備

STEP 2

緊急度の判断

- □ 呼吸数（→P4）
- □ 呼吸音（→P50）
- □ 心音
- □ 脈拍（→P4,52）
- □ 血圧（→P5）

■ ドクターコール

- □ 酸素投与（→P160）
- □ 12誘導心電図の準備
- □ 静脈路確保（→P40）
- □ 採血
  - ・トロポニン
  - ・血液一般検査
  - ・生化学検査
  - ・血液凝固検査
- □ 除細動の準備
  （経皮ペーシングの準備）

+α ジギタリス製剤には徐脈作用があり、中毒を起こすと心房細動などが現れることがある。ジギタリス製剤使用時は血中濃度の確認し、モニタ監視を行う。

対応の流れ

不整脈によって全身に血液を送れなくなると急激に状態が悪化するため、迅速な対応を心がける。心肺蘇生が必要かをすばやく判断し、除細動やペーシングといった処置がスムーズにできるようにアセスメントや準備を行っていく。

急変対応のポイント

不整脈

STEP 3

緊急度の診断

- ☐ 12誘導心電図
- ☐ 採血
  - ・トロポニン
  - ・血液一般検査
  - ・生化学検査
  - ・血液凝固検査

不安定な頻脈の場合
- ☐ 除細動
- ☐ 抗不整脈薬の投与

徐脈の場合
- ☐ 緊急ペーシング

現病歴・既往歴
- ☐ 心疾患
- ☐ 呼吸器疾患
- ☐ 消化器疾患
- ☐ 代謝性疾患
  （糖尿病など）

使用薬剤
- ☐ アナフィラキシーが起こりやすい薬剤
- ☐ ジギタリス製剤
- ☐ カリウム補正

発症前の状態
- ☐ 胸部症状
- ☐ 胸内苦悶
- ☐ 胸痛

+α ジギタリス製剤投与後に不整脈が現れた場合は、中毒を疑い、速やかに医師に報告して投与を中止する。その後、採血でジギタリス血中濃度を測定する。

看護のポイント

まずは致死性不整脈かどうかを見きわめることが大切。不整脈のタイプによって対応が異なるため、不整脈の特徴を見きわめるアセスメントも重要になる。

 アセスメント

●致死性不整脈かどうかを迅速に判断する

バイタルサインとモニタ心電図の波形から、致死性不整脈かどうかを判断(→P6)。致死性不整脈の場合は直ちに心肺蘇生を開始。致死性不整脈ではない場合、患者のそばを離れず観察を継続。意識レベル低下や血圧低下、ショック症状などがないかを確認する。

致死性不整脈(心停止)の特徴	
Pulseless VT (無脈性心室頻拍)	・心室頻拍で脈が触れない状態 ・P波はなく、幅広いQRS波が250回以上/分で現れる ・T波が通常と逆向きになる
VF(心室細動)	・P波、QRS波、T波のいずれも区別ができない ・基線が不規則に揺れている ・まっすぐな基線がない
PEA (無脈性電気活動)	・心電図に何らかの波形が現れているが、脈がまったく触知できない状態
Asystole (心静止)	・心電図上の波形がほぼ平坦 ・心臓が電気的にまったく活動していない状態

●頻脈性か徐脈性かを見きわめる

頻脈性(100回/分以上)か徐脈性(60回/分以下)かによって対応が異なるため、脈拍数を確認。脈拍が規則的か不規則的かどうか、症状が突然起きたか徐々に起きたかなどもあわせてチェックする。

+α 緊急対応が必要な不整脈には、ほかにも洞性頻拍、上室性頻拍の心房細動(AF)、心房粗動(AFL)、発作性上室性頻拍(PSVT)、完全・高度房室ブロックなどがある。

●全身状態を確認し、ショックや心疾患の可能性を探る

アーチファクトの鑑別も含め、意識や呼吸、眼瞼や口唇、爪、皮膚、頸静脈の状態、心音など全身状態をチェックする。心音では、Ⅰ音（S1）、Ⅱ音（S2）を識別する。

心音のアセスメント

Ⅰ音の減弱	左室の収縮力低下、僧帽弁閉鎖不全、PQ延長 など
Ⅰ音の音量が拍動ごとに変化	完全房室ブロック、心室頻拍 など

Ⅰ音が減少していたら重篤な心筋疾患の可能性も

 対応

●不整脈の状況に応じて、除細動やペーシングを準備

頻脈性のPEAやVF、Pulseless VTでは除細動が、徐脈性の完全または高度房室ブロックではペーシングが必要になる。

●抗不整脈薬の使用に備え、物品をそろえる

VF、Pulseless VTなどの不整脈な頻脈が原因の場合は抗不整脈薬が必要なため、薬剤の準備もしておく。

よく使用する抗不整脈薬
- アミオダロン塩酸塩（→P181）
- リドカイン塩酸塩（→P180）
- 硫酸マグネシウム（→P181）など

知っておきたい

緊急ペーシングで注意することは？
- 緊急時には経皮ペーシングが簡便ですぐに行えるが、長時間行う場合は経静脈ペーシングに切り替える。
- 高度な低体温症があるとき、20分以上持続する徐脈性心停止には禁忌。

+α アーチファクトの予防には、電極を呼吸による動きが少ない骨の上に貼る、電極を貼る前に皮脂をアルコール綿で拭き取る、十分にゲルが付いている電極を使用する。

> 突然の胸痛は緊急度が高いので迅速に対応を

症状別 急変対応のポイント

胸痛

注意 痛みの強さ・種類・場所、呼吸困難感、呼吸状態、ショックの5P など

STEP 1

緊急度の認識

アセスメント

- ☐ 痛みの状態
  - ・痛みの部位
  - ・痛みの種類
  - ・痛みの程度
  - ・痛みの継続時間
- ☐ 呼吸困難感の有無
- ☐ チアノーゼ・冷汗の有無

■ 応援要請

対応

- ☐ 体位の確保
  - ・基本的には安静臥位
  - ・呼吸困難がある場合は起坐位
- ☐ 救急カートの準備
- ☐ 心電図モニタの装着

STEP 2

緊急度の判断

- ☐ 呼吸数（→P4）
- ☐ 心拍数
- ☐ 呼吸音（→P50）
- ☐ 血圧（→P5）
- ☐ 心雑音の有無

■ ドクターコール

- ☐ 酸素投与（→P160）
- ☐ パルスオキシメータ装着
- ☐ 静脈路確保（→P40）
- ☐ 採血
  - ・血液一般検査
  - ・（動脈ラインがあれば）動脈血ガス分析
- ☐ 各種 検査準備
  - ・12誘導心電図
  - ・胸部X線
  - ・心エコー
  - ・胸腹部CT
- ☐ 薬剤投与の準備

+α 胸痛が起こる代表的な疾患には急性心筋梗塞、急性大動脈解離などがあり、その他、急性心膜炎、急性心筋症、食道静脈瘤破裂などがある。

対応の流れ

胸痛を伴う危険な疾患としては、急性心筋梗塞、大動脈解離、肺血栓塞栓症、緊張性気胸、心タンポナーデなどが考えられる。迅速にアセスメントを行い、原因疾患に即した治療につなげることが大切。

STEP 3
緊急度の診断

- [ ] 12誘導心電図
- [ ] 血液一般検査
  - ・トロポニン
- [ ] 動脈血ガス分析
- [ ] 心エコー
- [ ] 胸部X線
- [ ] 胸腹部CT

現病歴・既往歴
- [ ] 循環器疾患
- [ ] 呼吸器疾患
- [ ] 高血圧

発症前の状態
- [ ] 長期臥床の有無
- [ ] 胸腔ドレーンの有無

- [ ] 鎮痛薬の投与
- [ ] 不安の解消

急性心筋梗塞の場合
- [ ] 薬剤投与
- [ ] 抗不整脈薬の投与

急性大動脈解離の場合
- [ ] 降圧療法の準備
- [ ] 緊急手術の準備

+α 胸痛に伴ってショック症状がある場合は、「心原性ショック」「循環血液量減少性ショック」「心外閉塞・拘束性ショック」の可能性が考えられる（→P90）。

看護のポイント

胸痛が起こる疾患は多いため、バイタルサインや全身状態をチェックし、緊急性や重症度の高い疾患を見きわめる。また胸痛時には、心ポンプ機能の低下や出血などの可能性があるため、ショックの徴候にも注意が必要（→ P8）。

アセスメント

●どのような痛みか、問診により情報を集める

痛みの特徴から疾患を推測できることがある。痛みが起こった状況、痛みの程度、持続時間などの情報収集を行う。急に起こった激しい胸痛は緊急性が高く、急性大動脈解離や急性心筋梗塞が疑われる。

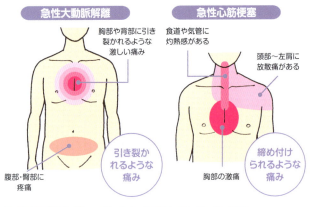

●呼吸困難を伴っていないかアセスメントする

呼吸困難を伴う場合、緊急度の高い疾患の可能性がある。とくに肺血栓塞栓症や緊張性気胸に注意。また狭心症や急性心筋梗塞でも呼吸が浅くなり、呼吸数が増加することがある。

+α 問診は「①何をしていて痛くなったのか」「②どんな痛みか」「③どこが痛むか」「④どれくらいの痛みか」「⑤いつから痛いか」「⑥随伴症状はあるか」などのポイントを聞く。

呼吸困難を伴う危険性の高い疾患	
病名	特徴
肺血栓塞栓症	・突然の胸痛と呼吸困難。咳嗽や血痰が見られる。多呼吸や頻脈が起こることもある。 ・半数以上に37.5℃以上の発熱が見られる。
緊張性気胸	・主症状が呼吸困難。頸静脈怒張が見られる。 ・聴診では呼吸音の減弱または消失、打診で肺虚脱部の鼓音がある。

 対 応

●呼吸と循環の管理、鎮痛などでバイタルサインの安定を目指す

バイタルサインの安定を目標に、病態に応じて対応。ショック症状があれば輸液や酸素投与などを行う。患者の苦痛や不安もバイタルサインに影響するため、必要に応じて鎮痛や鎮静を実施する。

●循環器疾患が疑われたら循環を安定させる薬剤を準備

循環器疾患の可能性があれば、硝酸薬、抗凝固・血栓溶解薬、血管拡張薬などを準備。心不全徴候があれば利尿薬を用意する。致死性不整脈に移行する可能性を考え、心電図モニタでの観察は常に行う。

> 知っておきたい
>
> ### 心筋梗塞における応急処置「MONA（モナ）」
>
> 急性心筋梗塞の一般的な初期対応は、「MONA（モナ）」と覚えておく。
>
> **M** モルヒネ投与…絞扼痛や胸痛への対応
> **O** 酸素吸入…心筋虚血、酸素供給不足への対応
> **N** 硝酸薬投与…血管拡張による虚血の改善、心筋への負荷軽減
> **A** アスピリン投与…血栓形成の予防

+α 急性心筋梗塞が疑われる場合は、致死性不整脈に注意し12誘導心電図で波形をチェック。危険を示す「ST変化」「T波増高」「異常Q波」などの変化を見逃さない。

激しい頭痛はまずくも膜下出血を疑う

症状別 急変対応のポイント

頭痛 ※主にくも膜下出血

注意 ふさぎ込み姿勢、意識レベル など

アセスメント

STEP 1
緊急度の認識

- ☐ 頭痛を訴える姿勢（ふさぎ込み姿勢）
- ☐ 痛みの程度
- ☐ 嘔気、嘔吐の有無
- ☐ 四肢麻痺の有無
- ☐ 意識状態、応答反応の確認

STEP 2
緊急度の判断

- ☐ 血圧上昇の有無
- ☐ 頻脈の有無
- ☐ 呼吸状態（失調性呼吸など）
- ☐ 頭蓋内圧亢進症状の確認
- ☐ 体温、発熱の有無
- ☐ 意識レベルの評価
- ☐ 瞳孔の状態

■ 応援要請

■ ドクターコール（頭痛の程度、緊張度を伝える）

対応

- ☐ 安静な体位の確保
- ☐ パルスオキシメータの装着
- ☐ 心電図モニタの装着

- ☐ 安静臥床
- ☐ 酸素投与（→P160）
- ☐ 静脈路確保（→P40）
- ☐ 各種 検査準備
  - ・12誘導心電図
  - ・頭部CT
  - ・3次元CTアンギオグラフィ
  - ・脳血管造影
- ☐ 鎮痛薬の準備

+α 発熱を伴う頭痛の場合、髄膜炎や脳炎などの感染症の可能性がある。項部硬直が見られたら注意。細菌性髄膜炎は重篤になるケースも少なくない。

対応の流れ

急変対応のポイント　頭痛

頭痛の原因は多岐にわたるが、なかでも急激に発症する激しい頭痛は緊急度が高い。神経症状、意識レベル、バイタルサインなどをチェックし、くも膜下出血や頭蓋内圧亢進など、一刻を争う疾患・病態を疑って対処する。

STEP 3
緊急度の診断

- □ 12誘導心電図
- □ 頭部CT
- □ 3次元CTアンギオグラフィ
- □ 脳血管造影

現病歴・既往歴
- □ いつ発症したか
- □ 頭痛の状態（突発性・急性）
- □ 痛みの部位・性質・広がり
- □ 高血圧

急変前の状況
- □ 血圧の上昇
- □ 頸部のこり

- □ 鎮痛・鎮静
- □ 降圧剤の投与
- □ 手術の準備

基本は絶対安静

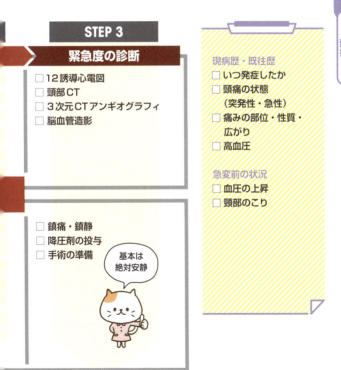

+α　頭蓋内圧亢進症状のチェックでは、うっ血乳頭、嘔気・嘔吐、外転神経麻痺、意識障害、血圧上昇、徐脈、チェーンストークス呼吸などの有無を確認する。

看護のポイント

まず、緊急度が高い頭痛か鑑別する。患者の既往歴を参考に全身状態を観察することも必要。くも膜下出血の場合は体位、呼吸・血圧の管理などを行い、状態の悪化を防ぐ。

 アセスメント

ふさぎ込み姿勢

●急激的な頭痛かどうか確認する

急激かつ激しい頭痛が起こる場合は、くも膜下出血や脳出血、髄膜炎、緑内障など緊急性が高い。痛みの現れ方・程度を問診したり、くも膜下出血で見られるふさぎ込み姿勢がないか確認する。

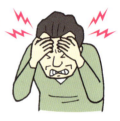

 対 応 ※くも膜下出血の場合

●まず意識状態を確認

まずは声をかけたり、体に触れるなどして意識状態を確認する。重症の場合は意識障害やクッシング徴候（血圧の上昇、脈圧の増大、徐脈）、致死性不整脈による死亡リスクがあるため、意識状態には常に注意を向けておく。

●再破裂、再出血予防のために循環管理は慎重に

脳出血やくも膜下出血が疑われる場合は、再破裂・再出血を防ぐため、自動血圧計による厳重な循環管理を行う。

管理目標	
収縮期血圧	120mmHg以下
拡張期血圧	90mmHg以下

102　+α　くも膜下出血は男性1：女性2の割合で女性に多い。20～40歳代の若年の男性の場合は、先天性の脳血管異常である脳動静脈奇形（AVM）を疑う必要がある。

●基本は絶対安静。仰臥位で頭側を15〜30°挙上させる

くも膜下出血の場合、急激な脳圧の上昇を予防するため、安静を保つことが重要。仰臥位を保ち、頭側を15〜30°挙上し安静にさせる。安静を保つために鎮痛を積極的に行い、嘔気がある場合には制吐剤も適宜用いる。

安静姿勢

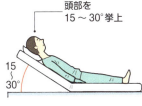

頭部を15〜30°挙上

●呼吸を管理し、頭蓋内圧亢進を予防する

モニタなどで低酸素状態になっていないか観察する。酸素飽和度の低下があれば酸素投与、補助呼吸、気管挿管によって呼吸を管理し、頭蓋内圧亢進を防ぐ。

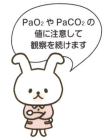

PaO_2や$PaCO_2$の値に注意して観察を続けます

知っておきたい

頭痛にもいろいろな種類がある

- 急激に起こる頭痛は重篤な病態の可能性が高い。
- 一方でゆっくり起こるものの中にも重篤な病態があるため、急激な頭痛でないからといって軽視しない。

頭痛の種類	
急性頭痛	・くも膜下出血　・脳出血　・急性緑内障
亜急性頭痛	・脳腫瘍　　・慢性硬膜下血腫 ・急性水頭症　・髄膜炎 ・脳膿瘍　　・脳炎 ・椎骨動脈解離

+α　頭を挙上するのは、けいれん、意識障害、麻痺による転倒や転落を防ぐため。脳動脈瘤再破裂、頭蓋内圧亢進の予防、脳静脈・脊髄液灌流の維持にもなる。

腹腔内には臓器が多く、症状も多岐にわたる

症状別 急変対応のポイント

腹痛

注意 重症感、痛みの強さ、ショック症状 など

STEP 1

緊急度の認識

アセスメント

- ☐ 痛みの状態
  - ・痛みの部位、種類、程度
- ☐ 吐血、下血の有無
- ☐ 顔面蒼白の有無
- ☐ チアノーゼ・冷汗の有無
- ☐ 腹壁の緊張状態
- ☐ 発熱の程度

■ 応援要請

対応

- ☐ 体位の確保
- ☐ 救急カートの準備
- ☐ 心電図モニタの装着

STEP 2

緊急度の判断

- ☐ 脈拍数（→P4）
- ☐ 血圧（→P5）
- ☐ 血圧の左右差（→P58）
- ☐ 呼吸数（→P4）
- ☐ 腹部のアセスメント

■ ドクターコール

- ☐ 酸素投与（→P160）
- ☐ 静脈路確保（→P40）
- ☐ 輸液投与（→P170）
- ☐ 各種 検査準備
  - ・12誘導心電図
  - ・血液一般検査
  - ・腹部超音波検査
  - ・腹部ＣＴ
  - ・尿検査

---

104 +α 激しい腹痛が起こった場合はまず腹部大動脈瘤破裂を疑う。腹部大動脈瘤では血圧が左右で異なることがあるため、激しい腹痛の際は、必ず血圧測定を両側で行う。

対応の流れ

急変対応のポイント　腹痛

腹痛をきたす疾患は多い。そのため腹部を中心としたアセスメントから原因部位や疾患を推測しつつ、症状に合った対応をしていくことになる。腹部大動脈瘤（りゅう）破裂などで、ショックを伴う場合は緊急対応が必要。

STEP 3
緊急度の診断

- □ 12誘導心電図
- □ 血液一般検査
- □ 腹部超音波検査
- □ 腹部CT
- □ 貧血の有無
- □ 尿潜血反応の有無

出血性ショック状態の場合
- □ 輸液の急速投与
- □ 気管挿管（→P36）
- □ 輸血投与（→P174）
- □ 緊急手術の準備
- □ 家族に連絡

現病歴・既往歴
- □ 消化器疾患
- □ 心疾患
- □ 糖尿病
- □ （女性なら）妊娠の可能性
- □ 手術歴

発症前の状態
- □ 最終飲食
- □ 嗜好品の摂取

+α　腹痛に嘔吐を伴う場合は、急性腹膜炎、虫垂炎、膵炎、イレウスなど、さまざまな疾患が考えられる。発症時期や随伴症状、吐物の内容などの情報を集めるとよい。

看護のポイント

ショックの徴候があれば緊急と考えて対応する。ショックがない場合は、腹部のアセスメントで緊急度を判断するのが基本。必要なアセスメントや、腹痛をきたす疾患を知っておくと緊急度判定がスムーズになる。

 アセスメント

●出血性ショックの有無をすばやく判定する
腹痛の場合、出血性ショックに最も注意する。脈拍数が収縮期血圧の値よりも大きくなった場合は、1L以上の出血が考えられる（出血量の推定→P110）。緊急の血液検査を行い、貧血の状態を確認する。

●腹部のアセスメントから緊急度を判断する
腹部のアセスメントにより重症度や緊急度を判別する。大動脈瘤やイレウス、急性腹症（虫垂炎、腹膜炎、子宮外妊娠など）は緊急度が高いため、これらが疑われたら迅速に対応する。

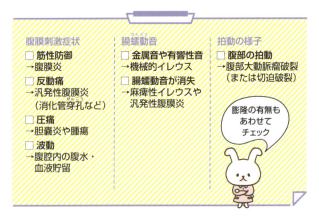

腹膜刺激症状	腸蠕動音	拍動の様子
□ 筋性防御 →腹膜炎 □ 反動痛 →汎発性腹膜炎（消化管穿孔など） □ 圧痛 →胆嚢炎や腫瘍 □ 波動 →腹腔内の腹水・血液貯留	□ 金属音や有響性音 →機械的イレウス □ 腸蠕動音が消失 →麻痺性イレウスや汎発性腹膜炎	□ 腹部の拍動 →腹部大動脈瘤破裂（または切迫破裂） 膨隆の有無もあわせてチェック

+α 時間的特徴から病態を推測できることがある。腹痛のピークが、発症後10〜20分なら消化管穿孔、2〜3時間なら急性の胆嚢炎や胆管炎の可能性がある。

●腹痛の部位から疾患を推測できることもある

痛みの場所は臓器の位置と一致することが少なくない。一方、腹膜炎を起こしている場合などでは全体に痛みがあり、疼痛部位を特定できないこともある。

腹痛の部位と関連する疾患

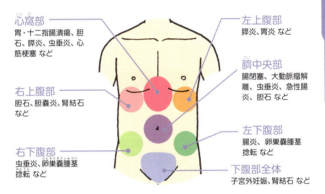

心窩部
胃・十二指腸潰瘍、胆石、膵炎、虫垂炎、心筋梗塞 など

右上腹部
胆石、胆囊炎、腎結石 など

右下腹部
虫垂炎、卵巣嚢腫茎捻転 など

左上腹部
膵炎、胃炎 など

臍中央部
腸閉塞、大動脈瘤解離、虫垂炎、急性腸炎、胆石 など

左下腹部
腸炎、卵巣嚢腫茎捻転 など

下腹部全体
子宮外妊娠、腎結石 など

 対 応

●ショックを併発している場合、まずショックへ対応する

激痛が持続し、ショック症状が現れている場合には酸素投与や輸液投与などで状態を安定させることが第一（ショックへの対応→P88）。

●病態や症状に合わせて緊急処置の準備を行う

開腹による外科的手術を行う可能性が高い場合には、輸血や患者・家族への説明などを想定して準備する。また症状により、脱水があれば輸液、細菌感染があれば抗生物質投与、嘔吐があれば制吐剤が必要になる。

+α 間欠的な激痛が20～60分間続く場合は尿路結石が疑われる。また食後1時間以内に臍の周囲に痛みが出た場合は膵炎や腸間膜静脈循環不全などの可能性がある。

食道、胃、十二指腸からの出血が考えられる	症状別 急変対応のポイント

吐血

注意 出血の性状（色）、出血量、ショック症状の有無 など

アセスメント

STEP 1
緊急度の認識
- ☐ 顔面蒼白の有無
- ☐ チアノーゼ・冷汗の有無
- ☐ 窒息の有無
- ☐ 吐物の量
- ☐ 吐物の性状（色調）
- ☐ 下血の有無

STEP 2
緊急度の判断
- ☐ 呼吸数（→P4）
- ☐ 脈拍数（→P4）
- ☐ 血圧（→P5）
- ☐ 貧血の有無
  （結膜の状態、CRT遷延の有無）
- ☐ 腹部症状の有無

対応

■ 応援要請
- ☐ 感染症予防
- ☐ 体位の確保
  ・側臥位、あるいは仰臥位にして顔を横に向ける
- ☐ パルスオキシメータの装着
- ☐ 心電図モニタの装着
- ☐ 救急カートの準備

■ ドクターコール
- ☐ 酸素投与（→P160）
- ☐ 静脈路確保（→P40）
- ☐ 輸液投与（→P170）
- ☐ 各種 検査準備
  ・血液一般検査
  ・動脈血ガス分析
  ・上部消化管内視鏡検査

+α 短時間で大量に鮮紅色の吐血があった場合、食道静脈瘤破裂といった重度の消化器疾患・損傷の可能性が高いため、迅速に対応する必要がある。

対応の流れ

すばやくショック症状や出血量・出血部位を把握することが求められる。止血のための緊急の内視鏡や手術が必要になることも多いため、処置や手続きがスムーズに行えるように行動することも大切。

STEP 3
緊急度の診断

- [ ] 12誘導心電図
- [ ] 血液一般検査
- [ ] 動脈血ガス分析
- [ ] 胸部X線
- [ ] 超音波検査
- [ ] 胸腹部CT
- [ ] 上部消化管内視鏡検査

- [ ] 追加の静脈路確保
- [ ] 輸液投与（→P170）
- [ ] 輸血投与（→P174）
- [ ] 保温

食道静脈瘤破裂の場合
- [ ] 内視鏡検査・治療
- [ ] EVLやEISの準備

現病歴・既往歴
- [ ] 肝疾患、消化性潰瘍
- [ ] 薬剤の使用
- [ ] 飲酒・喫煙
- [ ] ストレス など

急変前の使用薬剤
- [ ] 鎮痛薬
- [ ] ステロイド薬
- [ ] 抗生物質
- [ ] 抗凝固薬 など

急変前の検査データ
- [ ] Hb
- [ ] 炎症マーカー
- [ ] アンモニア（食道静脈瘤破裂の疑い）

急変対応のポイント　吐血

+α　吐いた血の色調が黒っぽい場合は出血からある程度の時間が経過している。出血量はそれほど多くないと考えられるため、鮮紅色と比較すると緊急度は低い。

看護のポイント

ショック状態を改善することを優先してアセスメントや対応を行うことが大切。吐物などから出血部位を推定することもできるので、あわせて観察できるとよい。

アセスメント

●バイタルサインの値から出血量を推定する
脈拍数÷収縮期血圧によりショックインデックス（SI）を割り出すことで、出血量を推定できる。出血が目に見えない箇所で起こっている場合に有効。SI＝1.0でおよそ1Lの出血と考え、SIが1.5以上では非常に危険な状態と判断できる。

	脈拍数 （回/分）	収縮期血圧 （mmHg）	SI	出血量 （mL）	症状
軽症	100	100	1.0	500〜1500	四肢冷感、脱力感
中等症	120	80	1.5	1500〜2000	頻脈、蒼白、反射低下
重症	120	60	2.0	2000以上	意識混濁、呼吸促迫、乏尿

バイタルサインとSIの目安

●吐血か喀血かを見きわめる
口からの出血がある場合は、患者の既往歴から吐血か喀血かを見分ける。吐いたときの状態、血液の色や性状、患者の自覚症状、他覚所見から総合的に判断する。大量の出血は吐血の場合が多い。

+α 吐物の色調から出血源を推定できることも。鮮紅色は食道、暗紅色は食道や胃、十二指腸、コーヒー残渣様は胃、十二指腸からの出血が疑われる。

吐血と喀血の見分け方

	喀血	吐血
特徴	呼吸器系からの出血。咳を伴うことが多く、くり返し起こるが持続性はない。	消化器系からの出血。嘔吐に伴うことが多く、持続的。
色や性状	色は鮮紅色で泡混じり。痰が混入している。性質はアルカリ性。	多くは暗赤色で、食物残渣の混入がある。性質は酸性。
既往歴	心・肺疾患の既往があれば要注意。	胃・十二指腸潰瘍、肝疾患の既往があれば要注意。
随伴症状	呼吸困難や胸痛、発熱。また喘鳴、水泡性ラ音がある。	嘔気や心窩部痛があり、冷汗も見られる。

対 応

●吐物による窒息を防ぐため、気道確保を行う

出血性ショックの場合はショック体位(下肢挙上位)をとり、さらに吐物による誤嚥防止のために顔を横に向ける。ショックが進行すると酸素レベルも低下するため、気道を確保し酸素投与を行う。

●輸液、輸血のためのルートが必須

重症ショックでは大量輸液によって血圧を維持させる。また、出血性ショックでは輸血が必要になる。このため末梢静脈を確保しておく。体温低下もショックを助長させるため、同時に保温を行う。

> **知っておきたい**
>
> **疾患別の止血方法**
> ●食道静脈瘤破裂:胃・食道内視鏡による硬化療法(EIS)、内視鏡的静脈瘤結紮術(EVL)。
> ●胃・十二指腸潰瘍:内視鏡による硬化療法、クリッピング、高周波電気凝固法、レーザー、マイクロ波による凝固法。

+α 吐血すると患者自身はもちろん、周囲の人が不安を覚えることが少なくない。状態が安定したら、できるだけ速やかにベッドを移動するなど、環境調整を行う。

| 下血が見られたら消化管の出血を疑う |

症状別 急変対応のポイント

下血

注意 臭気、ショック症状、不穏の有無 など

STEP 1

緊急度の認識

アセスメント

- ☐ 顔面蒼白の有無
- ☐ チアノーゼ・冷汗の有無
- ☐ 臭気の有無
- ☐ 下血の色
- ☐ 下血の量

STEP 2

緊急度の判断

- ☐ 呼吸数（→P4）
- ☐ 脈拍数（→P4）
- ☐ 血圧（→P5）
- ☐ 腹部症状の有無
- ☐ 腸蠕動音
- ☐ 脱水症状の有無

■ 応援要請

対応

- ☐ 感染症予防
- ☐ 体位の確保
- ☐ 救急カートの準備
- ☐ 心電図モニタの装着

■ ドクターコール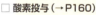

- ☐ 酸素投与（→P160）
- ☐ 静脈路確保（→P40）
- ☐ 輸液投与（→P170）
- ☐ 各種 検査準備
  - ・血液一般検査
  - ・動脈血ガス分析
  - ・内視鏡検査
  - ・消化管エコー
  - ・腹部X線
- ☐ 腹部CT

+α 下血で、とくにタール便（上部消化管からの出血で現れる黒色便）の場合は独特の臭気がある。臭気から下血に気づくことも少なくないので、ふだんから注意する。

対応の流れ

吐血と同様、ショック症状、出血量・出血部位をすばやくアセスメントすることが重要。緊急の検査・治療が行われることが多いため、その準備が必要になることを念頭に置きつつ、状態を安定させることを目指す。

急変対応のポイント / 下血

STEP 3
緊急度の診断

- [ ] 血液一般検査
- [ ] 動脈血ガス分析
- [ ] 内視鏡検査
- [ ] 消化管エコー
- [ ] 腹部X線検査
- [ ] 腹部CT

上部消化管出血の場合
- [ ] 止血術の準備
- [ ] (ショックがあれば) ショックへの対応

- [ ] 保温
- [ ] 不安の解消
- [ ] 止血薬の投与
- [ ] 環境調整

現病歴・既往歴
- [ ] 膠原病(こうげん)
- [ ] 心疾患
- [ ] 血液凝固系疾患
- [ ] 消化管疾患 など

急変前の使用薬剤
- [ ] 抗生物質
- [ ] NSAIDs
- [ ] 抗凝固薬 など

急変前の検査データ
- [ ] Hb
- [ ] 炎症マーカー

急変前の状況
- [ ] 開腹術
- [ ] 放射線治療歴

+α 患者自身から下血についての情報を聞く場合、色や量の表現に主観が入りやすいことに注意する。色調カードなどを用いると、客観的な情報が得やすい。

看護のポイント

出血性ショックに備え、まず安全の確保と全身状態のチェックを行う。緊急内視鏡検査、内科的治療・手術が必要になることがあるため、その準備もしておく。

アセスメント

●出血性ショックの徴候がないか確認する
皮膚（顔色）の蒼白、不穏、発汗・湿潤の有無など見た目の印象をチェック。ショックの5P（→P8）と鑑別する。出血の可能性があれば、バイタルサインからおおよその出血量を推定する（→P110）。

●便の色調から出血部位を推定する
便の色調や便に混じる血液の色によって上部消化管出血か下部消化管出血なのか、さらには出血部位がどこにあるのか推測ができる。下血のうち、最も緊急度が高いのが上腸間膜動脈閉塞で、鮮紅便に凝血塊が見られる。

便の色調と出血源・疑われる疾患	
黒（タール便）	出血部位：食道・胃・十二指腸、小腸 胃潰瘍、胃がん・胃肉腫、小腸腫瘍 など
暗赤色	出血部位：小腸下部・大腸 小腸腫瘍、メッケル憩室、クローン病、腸管ベーチェット病、非特異性小腸潰瘍 など
鮮紅色	出血部位：S状結腸・直腸 上腸間膜動脈閉塞（凝血塊）、大腸ポリープ、大腸がん、痔 など

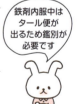

鉄剤内服中はタール便が出るため鑑別が必要です

+α 視診によるアセスメントでは、まず眼瞼結膜の色調により貧血症状の確認を行う。クモ状血管腫、手掌紅斑、皮膚・粘膜の色素沈着があれば肝硬変を疑う。

●腹部のフィジカルアセスメントや検査で情報を集める

バイタルサインのチェックと問診に加え、視診・聴診・打診・触診の順番で腹部のフィジカルアセスメントを行い、詳細な情報を集める。心窩部の圧痛があれば、胃潰瘍、十二指腸潰瘍など上部消化管出血の可能性がある。肛門部の観察や直腸診も重要。

対 応

●ショック状態であれば、まずは全身状態の安定を優先

下血による循環血液量の減少によりショックに陥っている場合、状態の安定が第一。ベッド上で安静にし、必要に応じて酸素投与を行う。急速輸液や輸血に備え、太い血管に太い穿刺針でラインを確保しておく。

●出血部位特定のための緊急検査の準備をする

状態が安定したら緊急検査を行う。上部消化管出血が疑われる場合は出血部位の特定、緊急治療のため緊急内視鏡検査の準備が必須。下部消化管出血では内視鏡による緊急治療は少ない。

出血部位と治療法

上部消化管	内視鏡による止血術。
下部消化管	保存的治療が多いが、止血困難であればIVRによるバソプレシン持続動注や塞栓術を行う。

緊急！

知っておきたい

下血ではスキンケア、環境調整なども大切

- ●下血後は肛門周囲の皮膚トラブルを防ぐため、微温湯で清拭するといったケアが必要。羞恥心に十分配慮する。
- ●下血の臭気が気になる場合は、ベッドを移動するなど、必要に応じて環境を調整する。

+α 聴診により腸蠕動の亢進があれば、下痢の頻度や下血の性状から大腸の炎症性疾患や大腸がんなどを疑う。血管性雑音は腹部動脈に狭窄病変があることを示す。

115

脳の損傷を防ぐためにも迅速な対応が必要

症状別 急変対応のポイント

意識障害

注意　呼びかけへの応答、見た目の重症感、異常姿勢、言語障害 など

STEP 1

アセスメント

緊急度の認識

- ☐ 呼名反応
- ☐ チアノーゼの有無
- ☐ 呼吸パターン (→P49)
- ☐ 脈拍の確認 (→P4)
- ☐ 異常姿勢の有無
- ☐ けいれんの有無
- ☐ 意識レベルの評価 (→P10)
- ☐ 瞳孔の異常 (→P66)

■ 応援要請

対応

- ☐ 気道の確保
- ☐ 体位調整
- ☐ 救急カートの準備
- ☐ パルスオキシメータの装着
- ☐ 心電図モニタの装着

STEP 2

緊急度の判断

- ☐ SpO_2の評価
- ☐ 心電図モニタの評価
- ☐ 血圧 (→P5)
- ☐ 呼吸音 (→P50)
- ☐ 体温測定
- ☐ 四肢の麻痺の有無

■ ドクターコール

- ☐ 酸素投与 (→P160)
- ☐ 静脈路確保 (→P40)
- ☐ 気管挿管の準備
- ☐ 各種 検査準備
  - ・12誘導心電図
  - ・血液一般検査
  - ・画像検査
  - ・腰椎穿刺 (ルンバール) など

+α　寝具が大きく乱れていないか、ベッド周囲に嘔吐や出血などの痕跡がないかを確認する。また、薬剤の空のパッケージなどが散らばっていないかも調べる。

対応の流れ

意識障害ではまず呼吸・循環を正常化することが重要。そのため、直ちに意識レベルやバイタルサインを確認し、緊急度を判断する必要がある。その後、意識障害の原因を探り、原因に応じた対処を行っていく。

STEP 3
緊急度の診断

- □ 12誘導心電図
- □ 血糖測定
- □ 血液一般検査
  電解質の異常
- □ 頭部CT
- □ MRI検査
- □ 腰椎穿刺（ルンバール）
- □ 血管造影検査

- □ 輸液投与（→P170）
- □ 原因疾患の治療

脳出血の場合
- □ 抗けいれん薬の投与
- □ 降圧薬、止血薬、高浸透圧利尿薬、鎮痛・鎮静薬の投与

脳梗塞の場合
- □ 血栓溶解薬の投与

現病歴・既往歴
- □ 脳血管障害
- □ 循環器疾患
- □ 糖尿病
- □ てんかん
- □ 肝疾患
- □ 腎不全

使用薬剤
- □ 睡眠薬

急変前の検査データ
- □ 血液検査結果
- □ 心電図

急変前の状態
- □ 感染症
- □ 発熱

+α 患者を刺激した際、開眼してもその状態を維持できるかを確認する。すぐに目を閉じてしまう、あるいはすぐに眠り込んでしまうときは意識障害があると判断する。

看護のポイント

意識障害を招く疾患は多岐にわたる。バイタルサインや神経所見などを観察して原因疾患を推測し、原因疾患に合った処置を行っていくことが大切になる。

アセスメント

● JCS や GCS で意識レベルを確認する
声をかけたり、そっと肩を叩くなどして、刺激に対する反応を確認する。反応がないときはJCSやGCSで意識レベルをチェック。反応があっても内容を判断し、意識レベルを確認する。

● 呼吸状態を観察し、臭気も同時にチェックする
まずは呼吸を確認。自発呼吸の有無をはじめ、規則性・失調性、チェーンストークス呼吸などの異常呼吸がないか、またいびきや舌根沈下がないかをみる。その際、同時に臭いもチェックする。

臭気から推測される疾患	
アセトン臭	糖尿病ケトアシドーシス（高血糖）
アルコール臭	急性アルコール中毒（BAC↑）
アンモニア臭	肝性脳症（NH_3↑）

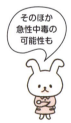

そのほか急性中毒の可能性も

● 血圧や脈拍から循環動態や原因疾患の情報を集める
血圧や脈拍からは、循環動態の確認ができるとともに原因疾患の情報が得られることも。低血圧なら脳血流の減少、高血圧なら頭蓋内出血を考える。また徐脈はアダムストークス発作、頻脈は1回拍出量の低下による意識障害の可能性がある。

+α　アダムストークス発作とは、主に徐脈性の不整脈によって心臓から脳への血流量が急激に低下することで起こるめまい、失神、けいれんを指す。

●異常姿勢の有無を観察する

痛み刺激を与えた際に異常姿勢が見られたら脳ヘルニアと考えられる。そのため、なるべく早い段階で発見したい。状態が悪化すると刺激を与えなくても異常姿勢が見られるようになる。

異常姿勢

●除脳硬直

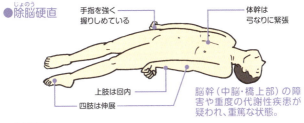

- 手指を強く握りしめている
- 体幹は弓なりに緊張
- 上肢は回内
- 四肢は伸展

脳幹（中脳・橋上部）の障害や重度の代謝性疾患が疑われ、重篤な状態。

●除皮質硬直

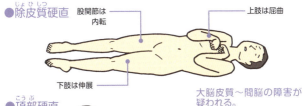

- 股関節は内転
- 上肢は屈曲
- 下肢は伸展

大脳皮質〜間脳の障害が疑われる。

●項部硬直

- 下顎が胸につかなくなる
- 項部が硬くなる

髄膜刺激症状の一つ。くも膜下出血、髄膜脳炎、脳膿瘍で見られる。前屈すると痛みが出る。

> **P バビンスキー反射が前ぶれサイン！**
>
> 足底の外縁をこすると足指が開扇する反応をバビンスキー反射という。錐体路が障害されると現れ、他の神経系の異常に先立って起こる。

+α 髄膜刺激症状には、項部硬直のほか、ケルニッヒ徴候やブルジンスキー徴候などがある。いずれも痛みを軽減しようとして起こる反応なので、何度も行わない。

●瞳孔や麻痺・神経障害の有無を観察する

瞳孔の大きさ、形、位置の異常の有無、対光反射、共同偏視をチェック（→P66）。あわせて左右の麻痺・神経障害の状態も確認する。意識があれば手を握り返してもらうなどし、意識がない場合でも打腱器を用いて深部腱反射・表在反射の反応をチェックする。

対 応

●まずは呼吸と循環を安定させる

最優先は呼吸と循環の安定。意識障害があると舌根沈下や異物による気道閉塞を起こしやすいため、確実に気道確保し、必要に応じて酸素投与なども行う。また静脈路を確保し、必要に応じて輸液を投与するなどして、循環動態を安定させる。

●意識障害の原因に合わせた治療を行う

呼吸・循環が安定したら、原因に応じた治療を行う。頭蓋内病変による意識障害はとくに緊急度や重症度が高い。可能性があれば、頭蓋内圧亢進による脳ヘルニアを予防するための処置を速やかに行う。

頭蓋内病変の場合の処置

体位	頭部を30°挙上した仰臥位が基本（安静姿勢→P103）。緊急処置が終わり、状態が安定したら安楽な体位にする。
循環管理	低血圧に注意。出血性病変では血圧140mmHg以下になるように降圧薬や鎮痛薬でコントロールする。
輸液管理	電解質を含む輸液を持続的に投与。また脳浮腫予防のためにグリセオール®やD-マンニトールなどの高浸透圧利尿薬を使用する。
治療薬投与	病態に応じて投与。脳梗塞の場合、発症後4.5時間以内であればt-PAが適応になる。

+α 麻痺や神経障害の有無を確認する際は、片麻痺が起こっている可能性を想定し、必ず両側でチェックする。

知っておきたい

糖尿病があれば糖尿病性昏睡を疑う

血糖値の異常により意識障害が現れることがあるため、糖尿病の既往がある人には速やかに血糖測定を行う。高血糖では「糖尿病性ケトアシドーシス」と「高浸透圧高血糖症候群」の2つの病態がある。

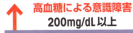

高血糖による意識障害
200mg/dL以上

基準値　100～150mg/dL

低血糖による意識障害
55mg/dL以下

高血糖性昏睡への対応

	糖尿病性ケトアシドーシス	高浸透圧高血糖症候群
特徴	血糖値300～1000mg/dL。ケトン体によるアシドーシス。	血糖値600～1500mg/dL、下痢や感染などが引き金となる。
生理食塩液投与による脱水補正	2～3時間で2L程度を投与。最初の1時間は1L/時で、以後は徐々に速度を落とす。	1時間かけて1L程度を点滴静注。その後も補液を継続する。
速効型インスリン投与	0.1U/kg/時で持続投与。血糖値が250mg/dL以下になったら投与速度を落とす。	0.1U/kg/時で持続投与。
カリウム補充	腎機能に問題がなければ、カリウムを投与する。	
アシドーシス補正	pH7.0以下では炭酸水素ナトリウムを投与。	

低血糖性昏睡への対応

	低血糖性昏睡
血糖コントロール	50%ブドウ糖液40～60mLの静注やグルカゴン1mgを筋肉注射し、10～15分後に再度測定。軽症であればジュースや砂糖で糖分を補う。

+α　意識障害の原因となる疾患は多岐にわたるため、AIUEO TIPSなどで覚えておくとよい（→P15）。入院中は原疾患の悪化による代謝異常やTIAなどがよく見られる。

大発作が持続している場合は緊急の対応が必要

症状別 急変対応のポイント
けいれん発作

注意　発作の持続時間、最初にけいれんが起こった部位、けいれんのタイプ など

STEP 1

アセスメント

緊急度の認識

- ☐ けいれんの型の確認
- ☐ けいれんの持続時間
- ☐ チアノーゼの有無
- ☐ 気道異物の有無
- ☐ 頭部外傷の有無

対応

■ 応援要請

- ☐ 安全の確保
- ☐ 体位の確保
- ☐ 気道の確保
- ☐ 救急カートの準備
- ☐ パルスオキシメータの装着
- ☐ 心電図モニタの装着

STEP 2

緊急度の判断

- ☐ 呼吸パターン（→P49）
- ☐ 呼吸数（→P4）
- ☐ 脈拍数（→P4）
- ☐ 血圧（→P5）
- ☐ 体温測定
- ☐ JCSまたはGCSによる意識レベルの確認

■ ドクターコール

- ☐ 酸素投与（→P160）
- ☐ 静脈路確保（→P40）
- ☐ 抗けいれん薬の準備
- ☐ 気管挿管の準備
- ☐ 各種 検査準備
  - ・12誘導心電図
  - ・血液一般検査
  - ・CT検査

122　+α　一過性のけいれんによって命を落とすことは少ないが、重積状態になった場合はかなり危険。酸素消費の増大や呼吸抑制によって脳が低酸素状態になる。

対応の流れ

けいれん発作を引き起こす疾患には命にかかわるものがあり、一刻も早く発作を止める処置が必要。発見次第、ドクターコールを行い、患者の安全を確保してから気道確保や酸素投与、バイタルサインを確認し処置する。

急変対応のポイント　けいれん発作

STEP 3
緊急度の診断

- ☐ 12誘導心電図
- ☐ 血液一般検査
- ☐ CT検査

- ☐ 抗けいれん薬の投与
- ☐ 浸透圧利尿薬の投与
- ☐ 全身状態の継続観察

現病歴・既往歴
- ☐ てんかん
- ☐ 脳卒中・TIAの既往
     脳炎、髄膜炎
     痴呆症、認知症
- ☐ 腫瘍
- ☐ 精神病
- ☐ 電解質異常
- ☐ 不整脈
- ☐ 低酸素
- ☐ 低血圧
- ☐ 感染
- ☐ 頭部外傷
- ☐ 代謝性疾患
- ☐ 飲酒歴・薬物使用歴

+α　けいれんが発生してからどのくらいの時間が経過しているのか把握するためには、目撃者から情報を集めることも大切。

看護のポイント

患者の安全を確保したら呼吸管理を徹底する。発作により呼吸状態が悪化し、脳が低酸素に陥る危険が高いため、呼吸回数・呼吸パターンを注意深く観察する。

 アセスメント

●けいれんの性状を把握し、緊急度を判断する

けいれんの持続時間、どこから始まって広がりがあったのか、けいれんの型はどれか、発作の回数・頻度はどのくらいかといった情報を収集する。30分以上持続する場合や、短時間の発作をくり返す「重積発作」は危険な状態なので、早急な対処が必要になる。

主なけいれんの型	
強直性(きょうちょく)けいれん	・全身の筋肉が強直し、四肢、頸部、体幹が伸展 ・歯を食いしばり、眼球も上転 ・呼吸筋の強直によって無呼吸になる ・発作の持続時間は数秒〜30秒ほど
間代性(かんだい)けいれん	・頭を前後にガクガクと揺するような動き ・上肢・下肢の伸展屈曲 ・意識障害は必ずしも起こらないが、数分間の昏睡ののち、回復することも

強直性けいれんにとくに注意

●無呼吸などになっていないか、呼吸状態を見る

無呼吸や低酸素血症がないかを確認する。発作により呼吸障害が起こっている場合は、持続時間を必ず確認。SpO_2が95%以下になると急変しやすいため、呼吸をモニタし、こまめに呼吸状態を把握する。

+α 二次性けいれんの原因となる全身性疾患には、電解質異常や低血糖などの代謝性疾患、肝性脳症や尿毒症などの内科系疾患の合併症、低酸素状態、中毒などがある。

●随伴症状を観察し、基礎疾患の見きわめに必要な情報を集める

けいれん発作以外の疾患がない「一次性けいれん」か、あるいは何らかの疾患によってけいれん発作が起こっている「二次性けいれん」なのか、けいれん以外の随伴症状がないか観察する。また、既往歴・現病歴のチェックも行う。

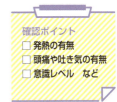

確認ポイント
- [ ] 発熱の有無
- [ ] 頭痛や吐き気の有無
- [ ] 意識レベル　など

　対　応

●開口障害、嘔吐に注意しながら気道を確保

まずは自発呼吸の有無を確認し、嘔吐や咬舌による出血、大量の唾液、舌根沈下がないか観察してから気道を確保。開口障害がある場合は発作が弱まるのを待ち、無理に口を開かせないようにする。

舌をかみそうでも口にタオルなどは入れません

●抗けいれん薬を投与。呼吸中枢抑制など副作用に注意

抗けいれん薬には呼吸中枢抑制や心伝導障害などの副作用があるため、投与後はモニタで管理する。また、低酸素症による脳浮腫、低血糖に備えて浸透圧利尿薬やブドウ糖液の準備、酸素吸入や気管挿管にも備えておく。

> 知っておきたい
>
> ### 子どものけいれんの原因となる主な疾患
> - 乳幼児（0〜2歳未満）では周産期低酸素血症、頭部外傷、代謝性疾患、先天異常など。
> - 小児〜思春期（2〜18歳未満）では、突発性けいれん、感染症、頭部外傷、熱性けいれん、脳動静脈奇形など。

+α　頭部外傷、脳炎や髄膜炎などの中枢神経系感染症、脳血管障害、脳腫瘍、神経変性疾患（先天性も含む）などの器質性疾患も二次性けいれんの原因疾患となる。

基準値から外れている場合はアセスメントを

急変につながるサイン

検査値異常

注意　意識障害、呼吸の状態、心電図波形 など

緊急度の判定

血液検査で基準から外れた値が出た場合は、追加のアセスメントを行い、緊急性が高いか、また異常値が表れた原因は何か確かめる必要がある。

K 血清カリウム値

不整脈に注意!

↑ 高K血症：消化管出血、腎不全、薬剤や輸液によるK摂取過多、白血球増加症 など

高

基準値 3.6〜5.0mEq/L

低 ↓ 低K血症：嘔吐・下痢、利尿薬、代謝性アルカローシス など

●心電図波形を確認する

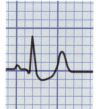

高K血症
・テント型T波
・P波の消失
・QRS幅の延長
・最終的にはQRS波は変形
・随伴症状は脱力、口唇のしびれ など

+α　高K血症の場合、K値5.5mEq/Lを上回ると心電図波形に変化が見られ、K値が6.5mEq/Lを超えると不整脈が出現するようになる。

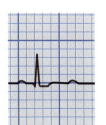

低K血症
- Ⅰ度房室ブロック
- STの低下
- T波の平低化
- U波の増高
- 随伴症状は四肢麻痺 など

●既往歴・使用薬剤をチェック

K値に異常が見られた場合は、腎機能低下の有無や利尿薬などの薬剤の使用歴を確認。また高K血症の場合は細胞の崩壊を伴う疾患の既往、低K血症の場合は脱水や消化管出血の既往を見る。

Na 血清ナトリウム値

高Na血症：口渇機能障害、水分摂取困難、利尿薬投与 など

基準値　135〜147mEq/L

低Na血症：利尿薬投与、嘔吐・下痢、腎不全、心不全、高血糖 など

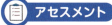 アセスメント

●体内水分量に問題がないかチェックする

Na値に異常が見られる場合、まずは体内水分量の異常を疑う。低Na血症では浮腫、高Na血症では口渇の症状がないかをまず確認する。

細胞外液量の増減をアセスメントすることも大切です

+α　状態にもよるが、Na値に異常が見られた場合は基本的に血清Na値を是正する。高Na血症では自由水、低Na血症ではNaを補充することになる。

急変対応のポイント　検査値異常

Ca 血清カルシウム値

高 ↑ **高Ca血症**：副甲状腺機能亢進症、ビタミンD中毒、がん など

基準値　8.5～10.0mg/dL

低 ↓ **低Ca血症**：副甲状腺機能低下症、
　　　　　　　　ビタミンD欠乏症、腎不全 など

アセスメント

●症状の有無をチェックする

軽度では多くの場合が無症状だが、それぞれ特徴的な症状がないかを確認する。心電図波形にも変化が見られるケースがあるため、あわせてチェックを。

高Ca血症	低Ca血症
・便秘	・反射亢進
・嘔気・嘔吐	・テタニー
・腹痛	・認知障害
・心電図ST部分の短縮、QT間隔の短縮	・心電図ST部分の延長、QT間隔の延長

NH₃ 血清アンモニア値

200μg/dLで意識障害

高 ↑ **高アンモニア血症**：肝疾患、尿素サイクル異常症 など

基準値　40～80μg/dL

 通常、体内のアンモニアは肝臓で尿素に合成されて排出される。肝疾患や先天的な疾患によりアンモニアを排出できなくなると、高アンモニア血症に至る。

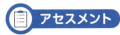

アセスメント

●意識障害などの有無や既往歴を確認

高アンモニア血症が持続すると、意識障害、羽ばたき振戦、多幸気分、異常行動、せん妄などが現れる。これらは便秘や感染などで引き起こされるケースがあるため、既往歴にも注意する。

知っておきたい

酸塩基平衡障害

- 血液はpH値7.40±0.05という狭い範囲に調整されていて、この範囲から外れると体にさまざまな障害が起こる。
- この調整を担っているのが腎臓と肺であり、動脈血ガス分析からどちらに問題があるかを推定することができる。

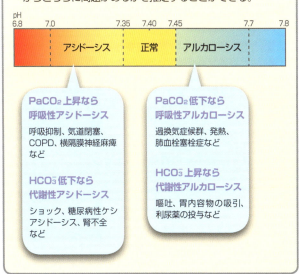

pH						
6.8	7.0	7.35	7.40	7.45	7.7	7.8

アシドーシス | 正常 | アルカローシス

$PaCO_2$ 上昇なら呼吸性アシドーシス
呼吸抑制、気道閉塞、COPD、横隔膜神経麻痺など

HCO_3^- 低下なら代謝性アシドーシス
ショック、糖尿病性ケトアシドーシス、腎不全など

$PaCO_2$ 低下なら呼吸性アルカローシス
過換気症候群、発熱、肺血栓塞栓症など

HCO_3^- 上昇なら代謝性アルカローシス
嘔吐、胃内容物の吸引、利尿薬の投与など

+α 酸塩基平衡に異常が出ると自動的に代償機構が働くため、初期にはpH値は正常近くに保たれるので注意。大幅にpH値が変化している場合は、すでに緊急と考える。

感染によるものか、高体温の原因を確かめる

急変につながるサイン

高体温

注意 40℃を超えるか、悪寒・戦慄、発汗、頻呼吸、ショック症状、けいれんの有無 など

緊急度の判定

41℃を超える高体温の場合は、まず急速な体温冷却を行う。それとともに全身をアセスメントし、高体温となっている原因に応じた対応をする。

アセスメント

●意識障害・けいれんの有無をチェック

高体温により意識状態が悪化している場合は、緊急対応となる。けいれんを伴うものは、髄膜炎や脳炎が疑われ、この場合、発熱に加え、項部硬直などの髄膜刺激症状が見られることもある。

対応
・気道確保
・必要に応じて酸素投与、気管挿管
・髄膜炎や脳炎疑いは髄液検査の準備

●ショック・呼吸不全の有無をチェック

高体温に伴ってショックや呼吸不全が見られる場合は、重度の細菌性肺炎や敗血症性ショックなど、緊急度が高い疾患の可能性が考えられる。短時間でショックの5P（→P8）や呼吸の状態を確認する。

対応
・酸素投与、人工呼吸管理
・静脈路確保、輸液

+α 高体温時には、頻脈、血圧上昇、頻呼吸、不穏、脱水などの症状が見られる。腋窩など体表面で体温を測定した場合、深部体温（直腸温など）で評価しなおす。

●薬剤の使用歴をチェック

最近ではまれになってきているが、抗精神病薬や麻酔薬などによる高体温の可能性を考える。抗菌薬や抗けいれん薬への過敏反応として発熱が起こることもある。

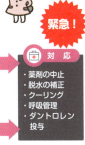

高体温時には薬剤の使用歴を必ず確認します

高体温が起こる疾患と薬剤

	使用薬剤	症状・特徴
悪性症候群	抗精神病薬	37.5℃以上の高熱、CK値上昇、筋硬直、発汗、意識障害、手足の震え、言語障害など。
悪性高熱症	全身麻酔	急激な体温上昇（40℃以上も）、筋強直、頻脈、EtCO$_2$値55mmHg以上、赤褐色の尿など。
薬剤熱	抗菌薬 抗けいれん薬 など	発熱、悪寒、筋肉痛、皮疹、頭痛など。薬剤以外の原因が考えられない場合に疑う。

緊急！

対応（悪性症候群・悪性高熱症）
- 薬剤の中止
- 脱水の補正
- クーリング
- 呼吸管理
- ダントロレン投与

対応（薬剤熱）
- 薬剤の中止
- 必要に応じて薬剤の変更

●敗血症の可能性をチェック

感染性発熱では、敗血症からショックに陥る可能性がある。悪寒・戦慄、頭痛、関節痛、腹痛・下痢、咳といった感染徴候があり、感染性発熱が疑われる場合にはSOFAスコアやqSOFAスコア（→P132）で敗血症の有無を評価する。

対応
- 血液検査、血液培養検査、画像検査などの準備
- 大量輸液で平均血圧≧65mmHgを維持（維持できない場合は循環作動薬を用いる）
- 感染源を探し、原因を除去

 +α 感染症の場合は、悪寒・戦慄、下痢、嘔気・嘔吐、腹痛といった症状を伴うことが多い。また感染性発熱かどうかの見きわめは、P62の計算式も参考になる。

SOFA スコア

ICU の場合。2 点急上昇で敗血症疑い

スコア	0	1	2	3	4
意識 Glasgow coma scale	15	13〜14	10〜12	6〜9	<6
呼吸 PaO_2/FiO_2 (mmHg)	≧400	<400	<300	<200 および呼吸補助	<100 および呼吸補助
循環	平均血圧 ≧70mmHg	平均血圧 <70mmHg	ドパミン >5μg/kg/min あるいは ドブタミンの併用	ドパミン 5〜15μg/kg/min あるいは ノルアドレナリン ≦0.1μg/kg/min あるいは アドレナリン ≦0.1μg/kg/min	ドパミン >15μg/kg/min あるいは ノルアドレナリン >0.1μg/kg/min あるいは アドレナリン >0.1μg/kg/min
肝 血漿ビリルビン値 (mg/dL)	<1.2	1.2〜1.9	2.0〜5.9	6.0〜11.9	≧12.0
腎 血漿クレアチニン値	<1.2	1.2〜1.9	2.0〜3.4	3.5〜4.9	≧5.0
尿量 (mL/日)				<500	<200
凝固 血小板数 (×10^3/μL)	≧150	<150	<100	<50	<20

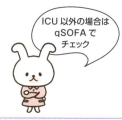

ICU 以外の場合は qSOFA でチェック

qSOFA スコア

○意識変容
○呼吸数 ≧ 22回/分
○収縮期血圧 ≦ 100 mmHg

この 3 項目のうち 2 項目以上を満たす場合は敗血症を疑い、ICU へ

P 緊急度が高くない発熱と考えられる場合は……

・患者が安楽にできるように環境を調節。
・必要に応じて、解熱剤の投与やクーリングを行う。
・脱水に注意し、場合によっては輸液を投与する。

+α 十分な輸液負荷にもかかわらず平均血圧 65mmHg 以上を維持するために血管作動薬を必要とし、かつ血清乳酸値が 2mmol/L を超えると敗血症性ショックと診断される。

知っておきたい

熱中症への対応

●熱中症は高温多湿の環境下で体温調節機能が破綻して起こる。
●入院中にはあまり多くないが、状況などを詳しく聴取し、熱中症の可能性が高い場合は以下にしたがって対応する。

熱中症の重症度分類

分類	症状	治療
Ⅰ度 （軽症）	□ めまい □ 大量の発汗 □ あくび □ 筋肉痛 □ 筋肉の硬直（こむら返り）	□ 冷所で安静 □ 体表冷却 □ 経口的に水分とNaの補給
Ⅱ度 （中等症）	□ 頭痛 □ 嘔吐 □ 倦怠感 □ 虚脱感 □ 集中力や判断力の低下 （JCS ≦ 1）	□ 体温管理 □ 安静 □ 十分な水分とNaの補給 （できれば経口で、難しければ点滴）
Ⅲ度 （重症）	下記の3つのうち、いずれかを含む ①中枢神経症状 （意識障害 JCS ≧ 2、小脳症状、けいれん発作） ②肝・腎機能障害 （入院経過観察、入院加療が必要な程度の肝または腎障害） ③血液凝固異常 （急性期 DIC 診断基準にて DIC と診断）	□ 体温管理 （体表冷却に加え体内冷却、血管内冷却などを追加） □ 呼吸、循環管理 □ DIC 治療

「熱中症診療ガイドライン2015」（日本救急医学会）を参考に作成

急変対応のポイント

高体温

+α 熱中症の従来の分類でいうと、Ⅰ度の熱中症は「熱失神」や「熱けいれん」、Ⅱ度の熱中症は「熱疲労」、Ⅲ度の熱中症は「熱射病」となる。

133

> 消化器症状や脳中枢の障害の可能性を考慮する

急変につながるサイン

嘔気・嘔吐

注意 頭痛、胸痛、腹部症状、ショック症状 など

緊急度の判断ポイント

嘔気・嘔吐は消化器系疾患とは限らず、脳神経系や循環器系の重大な疾患が潜んでいる可能性があるため、丁寧なアセスメントが重要。その間に窒息しないよう気道確保を行う。

 アセスメント

●どの部位の疾患か、随伴症状などから推測する

嘔気・嘔吐以外の症状をチェックする。既往歴・現病歴は原因を探るうえで重要。吐物があれば、血液や胆汁などの混入物がないか観察する。

随伴症状などのチェック項目

消化器疾患	□ 吐物に混入物があるか ・緑色の胆汁（十二指腸以下の消化管疾患） ・血液（出血性疾患、胃潰瘍、食道静脈瘤破裂） □ 吐物に便臭があるか（腹部閉塞性疾患） □ 食事との関連が見られるか（急性胃腸炎など） □ 下痢があるか（感染症） □ 腹痛があるか（急性腹膜炎、虫垂炎など） □ 背部痛があるか（急性膵炎）など

対応
・輸液
・原因疾患の治療

+α 消化器疾患や脳神経疾患でもなく、嘔吐の原因がわからない場合は瞳孔をチェック。瞳孔に左右差があれば緑内障発作を疑う。

循環器疾患	□ 胸痛があるか （虚血性心疾患） □ 呼吸困難感があるか （うっ血性心不全）など	緊急！	対応 ・呼吸管理 ・心原性ショックの回避（→P88）
脳神経	□ 麻痺や神経障害があるか（頭蓋内病変） □ 嘔気を伴わない噴出するような嘔吐（頭蓋内圧亢進） □ 項部硬直があるか（髄膜炎） □ 激しい頭痛（くも膜下出血）など		対応 ・呼吸管理 ・バイタルサインの安定 ・原因疾患の治療

●脱水・代謝性アルカローシスの有無をチェック

大量に嘔吐したり、嘔吐をくり返す場合は水分がとれなくなるため、脱水症状に陥りやすい。また胃液の喪失により、低クロール性代謝性アルカローシスを起こすことがある。

脱水・代謝性アルカローシスのチェック項目

脱水	□ 皮膚ツルゴール低下 □ 皮膚粘膜の乾燥 □ 脈拍数増加 □ 血圧低下 □ 尿量減少　など		対応 ・静脈路確保 ・輸液投与 ・ショックへの対応（→P88）
代謝性 アルカローシス	□ pH上昇・HCO_3上昇・ 　pCO_2正常 □ 筋肉の攣縮 □ けいれん □ 頭痛　など		対応 ・輸液投与 ・塩素の補給

P 吐物による窒息に十分注意する

・誤嚥を防ぐため、嘔吐が見られたらすぐに患者を座位または側臥位にして、顔を横に向ける。
・意識障害が見られる場合は速やかに吸引を行い、口腔内の吐物を除去する。

+α 嘔吐が見られる病態は多い。糖尿病性ケトアシドーシス、肝性昏睡などといった代謝異常や、モルヒネ、ジギタリス、利尿薬などの薬物中毒でも嘔吐が見られる。

| 急性腎不全や血圧低下の代償などを考慮する |

急変につながるサイン
乏尿・無尿(カテーテル挿入時)

注意 ショック症状、振戦の有無、嘔吐、傾眠・昏睡など

緊急度の判断ポイント

尿量異常には、尿が出ない、膀胱内に尿がない、尿意がない、尿量が極端に多い・少ないなど、さまざまなタイプがある。全身状態を観察し、どのタイプかを見きわめ、速やかに処置する。

尿量の基準値

多↑ 1日3000mL以上：**多尿（糖尿病、尿崩症 など）**

　　　基準値　1日1000～2000mL程度

少 1日400mL以下：**乏尿（急性腎不全）**
↓ 1日100mL以下：**無尿（尿閉）**

アセスメント

●まずは尿閉との鑑別をする

尿意があるかを確認し、下腹部の膨隆や疼痛の有無を見る。またカテーテルの屈曲や尿漏れがないかもあわせて確認する。

対応
・導尿
・カテーテルの交換

+α 尿閉時いきなり大量の尿を排出すると、急激に腹圧が下がって一時的に血圧が下がることがある。導尿やカテーテルの交換をする際は、患者の様子に注意を。

●急性腎不全の可能性を考え、順にアセスメントする

尿閉の可能性が否定されたら、「腎後性」→「腎前性」→「腎性」の順に急性腎不全の可能性を探る。腎機能に影響する薬剤の使用歴もチェックする。

急性腎不全のタイプと症状

	腎前性	腎性	腎後性
原因	循環血液量の低下、ショック、脱水によって腎血流が低下する。	腎そのものの疾患や、薬剤の影響によって腎そのものに障害が起こる。	結石など、尿路の閉塞によって起こる。
症状	□ ショック症状 □ 脱水症状 □ 頻脈 □ 血圧低下 □ 頸静脈怒張 □ 浮腫　など	□ 輸液・利尿薬の負荷試験への反応なし □ 尿中 Na 濃度 　＞40mmol □ 尿中 Cr／血中 Cr 　＜20	□ 下腹部膨満感 □ 腎臓・尿管の拡張（超音波検査による）

対応
・輸液、輸血
・利尿薬
・血液浄化療法

対応
・原因疾患の治療
・水や電解質の補正
・血液浄化療法

対応
・原因の除去
・尿路系の圧の解除

知っておきたい

尿量とあわせて尿の色や性状にも注意

●赤色系尿は、多くの場合が血尿だが、原因は多様なので精査が必要。
●無色の場合は尿崩症の可能性がある。
●白濁している場合には尿路感染が疑われる。

+α 利尿薬や輸液による水分管理を行っても状態が改善しない場合は、CHF（持続的血液濾過）かCHDF（持続的血液濾過透析）を行う準備をする。

> 副作用に注意し投与中は観察を怠らないように！

シチュエーション別 対応のポイント
化学療法中

注意 瘙痒感、冷汗、嘔気・嘔吐、紅潮、腹痛、呼吸困難、くしゃみ など

化学療法中に起こりやすい急変

化学療法中の患者は、がんそのものの病態、既往歴や他の疾患、そして化学療法による影響と、急変するさまざまな要因をもっている。化学療法中は常にバイタルサインや患者の状態に注意し、急変に備えておく必要がある。

化学療法中に注意が必要な病態

病態	特徴	症状
過敏症	抗がん剤に反応して起こる副作用。重篤な場合、急激に進む。	アレルギー症状（瘙痒感、冷汗、動悸、嘔気・嘔吐など）、血圧低下 など
腫瘍崩壊症候群	腫瘍細胞の崩壊で電解質異常をきたした状態。	嘔気・嘔吐、不整脈 など
血管外漏出	薬剤が血管外に漏出し、種類によっては壊死や潰瘍を生じる。	灼熱感、腫れ、痛みなどの皮膚症状
発熱性好中球減少症	好中球の減少による発熱。感染症、敗血症のリスクが高い。	37.5℃以上の高熱、好中球500/μL未満（あるいは1000/μL未満で500/μL未満になることが予想される）など
消化器症状	比較的よく見られる副作用だが、激しい場合は全身状態の悪化につながる。	激しい嘔吐、下痢、消化管出血 など

+α 化学療法における副作用については、有害事象共通用語規準（CTCAE）が公表されている。日本語版は日本臨床腫瘍研究グループのホームページから閲覧可能。

過敏症

「アレルギー反応」「アナフィラキシー」「インフュージョンリアクション」を総称して過敏症という。頻度はそれほど高くないが、重篤になると死に至ることもある。

過敏症が起こりやすい抗がん薬

タキサン系	パクリタキセル（タキソール®など）	蕁麻疹、紅潮、浮腫、呼吸困難などが10分以内に発現。 前投薬が必要。初回投与時に過敏症が起こりやすい。
	ドセタキセル（タキソテール®など）	パクリタキセルと同様の症状が投与後数分以内に発現。 初回投与で過敏症が起こりやすい。
白金製剤	シスプラチン（ブリプラチン®など）	ほてり感、ひりひり感、瘙痒感などが現れる。 複数回投与、膀胱内注入などでリスクが高い。
	カルボプラチン（パラプラチン®など）	シスプラチンとほとんど同様の症状が発現。 複数回投与の場合は過敏症が起こりやすい。
	オキサリプラチン（エルプラット®）	アナフィラキシー様症状が投与後数分～2時間ほどで現れる。複数回投与でリスクが高い。
分子標的製剤	リツキシマブ（リツキサン®）	発熱、悪寒、頭痛、発疹、血圧低下などが現れる。 前投薬が必要。初回投与時に過敏症が起こりやすい。
	トラスツズマブ（ハーセプチン®）	発熱、悪寒、頭痛、発疹、血圧低下などが現れる。 初回投与時に過敏症が起こりやすい。
	セツキシマブ（アービタックス®）	発熱、悪寒、咳嗽、血圧低下などが現れる。 前投薬が必要。初回投与時に過敏症が起こりやすい。
	ベバシズマブ（アバスチン®）	発熱、悪寒、頭痛、発疹、血圧低下などが現れる。 初回投与時に過敏症が起こりやすい。

+α インフュージョンリアクションは分子標的治療薬の投与による副作用のこと。初回投与中や投与開始24時間以内に起こる。アレルギー反応と症状が似ている。

過敏症への対応の流れ

過敏症 発症

症状
- □ 瘙痒感
- □ 動悸
- □ 紅潮
- □ 腹痛
- □ 呼吸困難
- □ 冷汗
- □ 嘔気・嘔吐
- □ くしゃみ
- □ 蕁麻疹
- □ めまい など

STEP1 すぐに投薬を中止

応援要請

STEP2 初期対応

●受け持ち看護師
- □ そばを離れずに対応
- □ 意識レベルの確認
- □ バイタルサインの測定
- □ 点滴ラインを生理食塩水 100mL に変更
- □ 発現時間、薬剤名、積載量、症状などの確認・記録

●かけつけた看護師
- □ 主治医に連絡
- □ 重症時はコードブルー
- □ 過敏症セットの準備
- □ 心電図モニタの準備
- □ 救急カートの準備
- □ 酸素投与の準備
- □ 家族連絡
- □ 同室患者への対応

STEP3 症状に合わせて対応

●症状が軽度
- □ 症状に合わせた対症療法
- □ 全身モニタリングの継続
- □ 患者への心理的ケア など

●症状が重篤
- □ バイタルサインの頻回測定
- □ 急速輸液
- □ 酸素投与 など

+α　蕁麻疹、紅潮、喘鳴などが見られ、重いアナフィラキシーが強く疑われる場合は、アナフィラキシーの対応にのっとり、迅速なアドレナリン投与が必要（→P147）。

意識障害

脳が原因かを判断する必要がある。鑑別時には、片麻痺や失語といった局所症状があるか、また項部硬直があるか、瞳孔不同や対光反射消失があるかどうかをチェックする。

がん患者の意識障害の原因の鑑別

片麻痺や失語などの局所症状があるか？

 あり

 なし

あり:
- ●転移性脳腫瘍
  （→原発がんの脳転移の検索）
- ●頭蓋内出血
  ・転移性脳腫瘍内の出血
  ・高血圧性脳出血
  ・急性硬膜下血腫、硬膜外血腫
  ・慢性硬膜下血腫の急性増悪
- ●脳梗塞
  ・DICに伴う血栓症
  ・トルソー症候群
  ・がん細胞による塞栓症

項部硬直の有無をチェック
症状があれば、がん性髄膜炎の可能性がある。初期は項部硬直がないケースもある。

なし:
- ●急性水頭症
- ●てんかん
  （→がん性髄膜炎、脳転移の検索）
- ●抗がん薬に伴う白質脳症、PRES
- ●迷走神経反射に伴う失神
  （頭頸部がんなど）
- ●脱水
- ●代謝異常
  ・アシドーシス
  ・アルカローシス
  ・電解質異常（Na、Ca）
  ・血糖値異常
  ・尿毒症
- ●中毒性（麻薬過量投与など）
- ●骨髄抑制
- ●呼吸障害
  （低酸素血症、高 CO_2 血症）
- ●上大静脈症候群
- ●心不全
- ●自殺企図、ヒステリー

+α　意識障害への対応としては、まず意識レベル、SpO_2、呼吸数、血圧、脈拍、体温を確認する。血液検査、心電図を行い、脳のCTやMRIで所見をチェックする。

検査後や治療後に急変することも

シチュエーション別 対応のポイント

検査後・治療後

注意 ショック症状、アレルギー症状、もっている原疾患の増悪症状 など

心臓カテーテル検査後

動脈を穿刺してカテーテルを心臓まで送り込む検査。この検査を受ける人は心機能低下や急性冠動脈閉塞の可能性があるケースが多いことを念頭に置く。

起こりうる急変

	アセスメント	対応
不整脈の再発	・心電図波形の変化 ・意識レベル ・ショック症状の有無 ・動悸、めまいの有無 など	・12誘導心電図の準備 ・不整脈と同様に対応(→P92)
急性冠動脈閉塞	・胸痛 ・嘔気・嘔吐 ・意識レベル ・ショック症状の有無 など	・胸痛と同様に対応(→P96) ・ニトログリセリンの投与
出血・血腫	・ショック症状の有無 ・穿刺部の腫脹 ・穿刺部のしびれの有無 ・嘔気 など	・用手的圧迫止血 ・出血性ショックはショックと同様に対応(→P88)
迷走神経反射	・顔面蒼白・冷汗 ・嘔気 ・めまい ・徐脈 など	・下肢挙上 ・改善しなければアトロピン投与

+α 心臓カテーテル検査後は出血を防ぐために、穿刺部位の安静を保つ。とくに大腿動脈を穿刺した場合は、一度出血すると止血が難しいため、ベッド上の安静が必要になる。

内視鏡検査・治療後

内視鏡は消化管の検査や治療で用いられるが、直接的に消化管を観察・治療するため、まれに偶発症が起こることがある。鎮静薬を使用することが多く、呼吸や意識にも注意が必要。

起こりうる急変

	アセスメント	対応
消化管出血	・吐血、下血・血便 ・ショック症状の有無 ・体温の低下　など	・止血や輸血の準備 ・出血性ショックはショックと同様に対応(→P88)
消化管穿孔	・急激な腹痛 ・腹部の圧痛、膨満感・硬化 ・敗血症の有無　など	・画像検査の準備
膵炎 （ERCP後）	・血中アミラーゼ値300IU以上 ・上腹部痛、背部痛 ・嘔気　など	・絶飲食 ・輸液

脳アンギオグラフィー後

脳アンギオグラフィー（血管造影検査）は脳卒中の発症時や未破裂動脈瘤などの検査などで用いられる。脳血管疾患のリスクが高いことに注意。

起こりうる急変

	アセスメント	対応
塞栓症	・バレー徴候の有無 ・しびれ ・意識レベル ・視野障害　など	・画像検査の準備 ・血栓溶解療法の準備

+α バレー徴候は運動麻痺があると見られる。肘を伸ばし、手のひらを上にした状態で腕を前方に上げると麻痺側の腕が次第に下りてくる場合は、バレー徴候陽性。

	アセスメント	対応
穿刺部の出血・血腫	・ショック症状の有無 ・穿刺部の腫脹 ・穿刺部のしびれの有無 ・嘔気 など	・用手的圧迫止血 ・出血性ショックはショックと同様に対応(→P88)
くも膜下出血の再出血	・激しい頭痛 ・意識レベル ・嘔気・嘔吐 など	・絶対安静 ・手術の準備

気管支鏡検査後

気管支鏡検査は主に肺や気管支などの検査のために行われる。とくに呼吸状態に注意してアセスメントする。

起こりうる急変

	アセスメント	対応
肺・気管支からの出血	・血痰の量 ・SpO_2の低下 ・呼吸困難感の有無 ・異常呼吸音の有無 など	・止血薬や輸液の投与 ・心電図モニタの装着
気胸	・胸痛 ・呼吸困難感の有無 ・呼吸音の減弱の有無 ・SpO_2の低下 など	・胸腔ドレナージの準備
肺炎	・発熱の有無 ・呼吸困難感の有無 など	・抗菌薬の投与
意識障害	・舌根沈下の有無 ・SpO_2の低下 ・せん妄の有無 など	・意識障害と同様の対応(→P116)

+α 気管支鏡検査では通常でも少量の出血があるが、まれに出血量が多いケースも。抗凝固薬などを服用すると出血が多くなりやすいため、薬剤服用歴を確認する。

手術後

手術は侵襲度の高い治療であり、手術後は観察の継続が重要。起こりうる合併症は行われる手術によってさまざまだが、一般に出血や感染症などの徴候には常に注意する。

起こりうる急変

	アセスメント	対応
術後出血	・ドレーン排液が血性で多い ・赤く濃い色 ・100～150mL/時以上 ・貧血症状の有無 ・ショック症状の有無 など	・出血性ショックはショックと同様に対応（→P88） ・輸血投与 ・再手術の準備
術後感染症	・手術部位の腫脹・発赤 ・38℃以上の発熱 ・頻脈・血圧低下 ・白血球数やCRPの上昇 ・ドレーン排液の混濁 など	・抗菌薬の投与

知っておきたい

検査後・治療後の急変を防ぐためのケアをする

●それぞれの検査・治療に応じて、急変を予防・早期発見するためのケアを行うことが大切。

例1 検査で鎮静を行う場合には、舌根沈下や誤嚥性肺炎などの可能性を想定して、観察・ケアを行う

例2 出血が起こりやすい検査では安静を基本として、バイタルサインの測定を頻回行う

+α 心臓血管術後などでは脳梗塞が見られることも多い。また大動脈解離などの緊急手術で硬膜外カテーテルを挿入できなかった場合、まれに脊椎動脈梗塞が起こることも。

アナフィラキシーショック時の対応を知っておこう

シチュエーション別 対応のポイント

アナフィラキシー

注意 紅潮、喘鳴、呼吸困難感、浮腫、くしゃみ、腹痛、嘔吐、脱力感 など

アナフィラキシーとは

院内ではとくに薬剤によるアナフィラキシーに注意が必要。以下の薬剤を使用する際は、アレルギーの有無などを確認し、常に観察を怠らないようにする。

アナフィラキシーの原因となる薬剤の例

薬剤名	特徴
抗菌薬	ペニシリン系、セフェム系、カルバペネム系で多い。
解熱鎮痛薬	アスピリンなどのNSAIDsで多い。
抗がん薬	白金製剤やタキサン系などで多い。
筋弛緩薬	全身麻酔中のアナフィラキシーで原因となることが多い。
造影剤	使用経験があってもアナフィラキシーが起こることがあるため、注意。
輸血	血小板製剤や血漿製剤で多い。
生物学的製剤	インフリキシマブやトリズマブなどで見られることがある。
アレルゲン免疫療法	皮下注射の場合、増量時にアナフィラキシーが起こることがある。

手術時に用いるラテックス製品でアナフィラキシーが起こることも

+α 薬剤以外では食物や昆虫（ハチ）でアナフィラキシーが起こることがある。食物の場合、鶏卵・乳製品・小麦・そば・ピーナッツなどで見られる。

看護のポイント

軽症のケースも少なくないが、重症の場合は平均5分ほどで心停止に至るほど急速に症状が悪化するため、迅速な判断・対応が求められる。

発見〜対応の流れ

アナフィラキシー発症
- [ ] 皮膚粘膜症状
  （全身の発疹、瘙痒感、紅潮、浮腫など）
- [ ] 呼吸器症状
  （呼吸困難、気道狭窄、喘鳴など）
- [ ] 循環器症状
  （血圧低下、意識障害、めまい・耳鳴りなど）
- [ ] 持続する消化器症状
  （腹痛、嘔吐など）

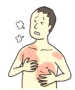

そのほか、胸痛、頻脈、動悸といった心血管系の症状や、不穏、不安といった中枢神経系症状などが見られることもある。

↓

初期対応
- [ ] 原因薬剤の中止
- [ ] バイタルサインの確認
- [ ] 応援要請
- [ ] アドレナリンの筋肉注射
- [ ] 仰臥位にし下肢挙上
- [ ] 酸素投与
- [ ] 静脈路確保
- [ ] 輸液投与
※バイタルサインは頻繁に測定

血圧低下、心停止、意識消失時など重篤なケースでは直ちに0.01mg/kg筋注。

症状が軽度〜中等度であればアドレナリンより先に投与。

軽症に見えても観察を継続します

急変対応のポイント / アナフィラキシー

+α アドレナリン投与は重症時が適応になるが、中等症でも過去に重篤なアナフィラキシーを起こしていたり進行が急激な場合は、投与することもある。

安全に配慮しつつ、せん妄が長期化しないように対応を

シチュエーション別 対応のポイント

せん妄

注意 夜間の行動変化、興奮状態、反応が乏しい、認知機能の低下、幻覚・妄想など

看護のポイント

せん妄は入院患者にしばしば見られる一時的な意識障害。興奮するタイプのせん妄の場合、転落や事故抜去などのリスクがあるため、看護にあたる場合は安全に注意する。

アセスメント

●**せん妄と推定されたら、可能であれば原因の検索を行う**

せん妄はできるだけスケールを用いて評価する（→P12）。せん妄と考えられる場合は、既往歴や使用薬剤などを調べ、可能な範囲で原因を検索する。

●原因として考えられるもの

- □ 薬剤
  - ・抗不安薬（ベンゾジアゼピン系）
  - ・抗てんかん薬 など
- □ 脱水
- □ 高齢
- □ 認知症
- □ 手術後
- □ 感染症
- □ 疼痛
- □ 睡眠障害
- □ 代謝障害
- □ 呼吸障害

せん妄の原因は多岐にわたります

+α　せん妄にはタイプがある。興奮や幻覚、妄想などが見られる「過活動型」や無表情、傾眠などが見られる「活動低下型」、この2つのタイプが混在する「混合型」がある。

対応

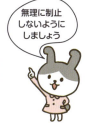

無理に制止しないようにしましょう

●安全の確保を優先し、複数で対応する

せん妄の場合、1人で対応すると暴力に発展したり、体に留置した管の抜去、転落などの事故につながる可能性がある。せん妄の症状に気づいたら、応援要請し複数で対応する。

●輸液路の確保も安全第一で行う

基本的に輸液路が必要になるため、静脈路を確保する。ただし穿刺時に患者が動いて他の場所を刺してしまわないように、十分注意して行う。

●薬剤投与は慎重に行い、投与後も観察を続ける

抗精神病薬が投与されることが多いが、きちんとしたアセスメントのうえで投与を。また投与後に呼吸抑制や循環動態の変化が急速に起こることがあるため、しばらくは継続して観察を続ける。

●薬剤の追加はよく検討してから行う

薬剤を投与してもすぐに鎮静されないケースが多いが、薬剤の追加は焦らない。内服薬による精神病薬を使用している場合には薬効が相乗するため、次の薬剤の選択に入る前によく検討する。

> 知っておきたい
>
> **せん妄の予防**
> - せん妄の要因は多く避けられないものもあるが、環境調整などを行い、できるだけ要因は減らすことが大切。
> - ICU入室などの環境変化はせん妄を誘発するため、昼夜の区別をつけるなどの工夫をする。

+α 興奮した患者のケアにあたる場合は安全のために、聴診器、ネームホルダー、筆記用具など、引っ張られやすいものはできるだけ外す。

転倒・転落後は油断せずきちんとアセスメントを

シチュエーション別 対応のポイント

転倒・転落

注意 頭部の損傷、意識状態、デバイス類

看護のポイント

高齢、薬の副作用によるふらつきなどで、院内で転倒・転落が発生するケースは少なくない。未然に防ぐことが重要だが、もし起きた場合にはきちんとしたアセスメントが必要になる。

アセスメント

●院内の転倒・転落で最も危険なのは頭部の損傷

院内の転倒・転落で頻度が高く、注意が必要なのは頭蓋内出血。そのほか頭蓋骨や四肢の骨折がしばしば見られる。外傷の有無に注意しがちだが、出血や損傷が目に見えるとは限らないので、全身の状態をチェックすることが大切。

考えうる病態
・頭蓋内出血
・頭蓋骨骨折
・四肢や肋骨の骨折
　　　　　　　など

●どのように倒れたか、疼痛部位・神経障害の有無を確認する

転倒・転落した現場を目撃していない場合も多く、どのように倒れて、どこを打っているかなどを患者自身や周囲にいた人から聞くことも必要。また、疼痛や神経障害などがないか、患者に確認する。

+α 薬の副作用によって、転倒・転落が起こりやすくなるケースがある。眠気、ふらつき、注意力低下、めまい、脱力、筋緊張低下、血圧低下などの副作用がある場合は注意する。

●バイタルサインにはすぐ変化が起こらないこともある

通常、症状は転倒・転落の直後に現れることが多いが、なかには時間がたって現れるケースも。意識清明でもその後24時間は意識障害、激しい頭痛、嘔吐、けいれんといった症状に注意する。

 対 応 （頭部を打っている場合）

●意識状態に問題があれば、迅速に対応を

転倒・転落によって意識レベルが低下した場合は、頭蓋内への損傷を疑い、緊急事態と考えて迅速に行動する。瞳孔の確認などの神経障害のアセスメント、頭部CTといった検査の手配を進める。

●診察までは頭部・体幹を動かなさいように安静を保つ

バイタルサインを確認し、異常がなければまずは安静を保つ。頭部を打っている場合は頸椎・脊髄損傷の可能性も疑う。疑わしい場合はできるだけ頭部・体幹を動かさないで医師の診察を待つ。

●CT検査で頭部の状態をチェックする

頭部を損傷した場合はCT検査を行い、出血の有無を確認する。硬膜外血腫ではとじ込まれたような凸レンズ状の所見、硬膜下血腫では三日月様の所見が見られる。検査中も意識レベルの低下などに十分注意する。

> 知っておきたい

転倒・転落が起こらない環境づくりも大切

- ●院内においては何より転倒を防ぐことが大切であり、ベッドの柵・高さや周囲の障害物にはいつも注意を払う。
- ●転倒・転落が起こりやすい患者はとくに注意する。

<リスクのある患者>

- □ 高齢
- □ 転倒経験がある
- □ 車椅子・杖などを使用している
- □ 付属品などがある
- □ 認知機能の低下がある
- □ 姿勢の異常がある
- □ 視力障害がある
- □ 筋力の低下がある

など

+α 出血を伴う場合には、圧迫止血を行う。抗凝固薬を服用中などで出血傾向のある患者に対しては、縫合が必要となる。頭部内の精査も忘れないこと。

小児は予備力が少ないため症状の変化が早い

シチュエーション別 対応のポイント

小児の急変対応

注意 なんとなくおかしい、機嫌が悪い、努力呼吸 など

小児の特徴

小児は自分で症状を訴えられないことも多いため、観察が重要。小児は呼吸状態の悪化から心停止に至るケースが多いので、呼吸にとくに注意する。

小児の観察項目	
外観	□ 表情・機嫌（不機嫌、傾眠 など） □ 視線（視線が合わない など） □ 発語・啼泣（泣かない など） □ 筋緊張、手足の動き、姿勢 など
呼吸	□ 呼吸数（増加時は注意） □ 努力呼吸の有無（陥没呼吸、鼻翼呼吸 など） □ 呼吸音（喘鳴の有無 など） □ 体位、胸・腹の動き など
循環	□ 顔面蒼白 □ チアノーゼ □ まだら皮膚模様 □ 紅潮、発汗 など

小児は症状の変化が早いので注意を

アセスメントの結果
緊急度が高いと判断したら

応援要請・ドクターコール

+α 心肺蘇生時、胸骨圧迫は胸の厚さの1/3を目安に、体の大きさに合わせて片手や2指で行う。また補助換気は、約12〜20回/分程度と成人より速めに実施する。

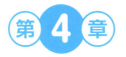

急変時に必要な技術・薬品

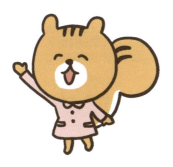

急変時に行われる検査を知っておくと準備がスムーズ

緊急検査

速やかな病態・重症度の判断、原因疾患の予測・治療方針の決定

主に行われる検査

緊急時に行われる主な検査には下記の項目がある。これらのうち、患者の病態から推測した検査項目を中心に行うが、原則として生命維持にかかわる重要な検査が最優先される。

① 血液検査 [比較的簡便]

全身状態の把握や鑑別診断に必要。血球数や凝固機能、肝機能、糖代謝機能、腎機能、炎症反応、電解質のほか、血液型とクロスマッチ試験なども行う。

② 動脈血ガス分析 [比較的簡便]

血中の酸素やpH（酸塩基平衡）、BE、炭酸ガス分圧などをチェック。PaO_2、$PaCO_2$の数値によって気管挿管や人工呼吸の必要の有無、アシドーシスやアルカローシスの診断を行う。

③ 尿検査 [比較的簡便]

尿比重をはじめ、pH、タンパク、糖、ケトン体、潜血反応などにより腎臓・尿路系障害、その他の内臓疾患をチェック。薬物中毒が疑われる場合には必須。

④ 12誘導心電図 [比較的簡便]

胸痛がある場合に行われ、心筋梗塞や狭心症の診断に有効。また、不整脈が見られるとき、電解質異常、心外膜の炎症の有無、ジギタリスなどの薬剤の効果の確認にも行われる（使用方法→P167）。

+α 検査は、まず生命的危機や治療方針にかかわる血液検査、動脈血ガス分析を優先的に行う。その後、全身状態を把握するための検査や画像診断などを順次進める。

⑤ 内視鏡・気管支鏡検査　　**時間を要する**

吐血や下血などがあり、上部・下部の消化器疾患が疑われるときには内視鏡検査を行う。気管支鏡検査は、血痰や咳が続くとき、X線検査で呼吸器に異常が発見されたときに行われる。

⑥ 画像検査（エコー、単純X線検査、CT、MRIなど）

エコー（超音波）と単純X線検査以外は検査に比較的時間を要するため、患者の容体に応じて行う。ただし、診断を確定するためには必要な検査である。治療で挿入したカテーテルやチューブなどの位置の確認のためにも行われる。

疾患別に行われる主な検査	
疑われる疾患	**検査項目**
中枢神経系疾患	頭部CT検査、MRI検査、脳アンギオグラフィー
虚血性心疾患	12誘導心電図、心エコー、心臓カテーテル検査
心血管系疾患	12誘導心電図、心エコー、心臓カテーテル検査、胸部・腹部CT検査
呼吸器系疾患	胸部X線検査、気管支鏡検査、胸部CT検査
消化器系疾患	腹部X線検査、腹部エコー、腹部CT検査、上部・下部消化管内視鏡検査、腹腔鏡検査　など

『知ってて安心 急変対応』（尾野敏明他編著 / 照林社 / P27）より引用、一部改変

> **P 検査中に状態が悪化する可能性を常に念頭に置いて観察を続ける**
>
> ・急変時には意識・呼吸・循環状態に異常が発生しやすく、危険な状態に陥るリスクが高い。
> ・検査中も経時的にバイタルサインをチェックし、緊急度と重症度を判定。検査を行うか、処置を優先すべきかを判断する。

+α 血管造影検査では、造影剤によるアナフィラキシーが起こる可能性がある。検査時にはアレルギー症状などに十分注意し、常に観察を続ける。

救急カートの整備

いつでも誰にでも使いやすいように整える

目的 緊急時の初期対応に使用する物品・薬品を過不足なく、備えておく

整備のポイント

救急カートには蘇生のプロトコルに必要な物品・薬剤を常備し、余計な物を入れず、緊急時以外に使用してはならない。物品・薬剤は使用順にしたがって収納し、さらに救急カート自体の配置場所も決め、勝手に移動させない。

●急変時の最初の数十分間の蘇生に必要な物品を搭載する

救急カートには、急変時の最も重要な最初の数十分間に適切な対処を行うために不可欠の物品・薬剤をそろえる。物品・薬剤の種類と個数、カート内の整頓・配置は部署によって統一するとスタッフ全員が迷わず使用できる。

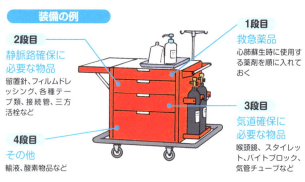

装備の例

1段目 救急薬品
心肺蘇生時に使用する薬剤を順に入れておく

2段目 静脈路確保に必要な物品
留置針、フィルムドレッシング、各種テープ類、接続管、三方活栓など

3段目 気道確保に必要な物品
喉頭鏡、スタイレット、バイトブロック、気管チューブなど

4段目 その他
輸液、酸素物品など

+α 救急カートには初期対応の数十分間で必要な物品を不足なく入れる必要があるが、処置時に適切な薬剤をすぐ取り出せるよう、過剰に物を入れないことも大切。

救急カート内配置物品例

主な用途	器具類	付属品
気道確保	□ 開口器 □ 舌鉗子 □ 経口エアウェイ（大・中・小） □ 経鼻エアウェイ 　（6.0～7.0mm）など	
気管挿管・徒手換気	□ 気管チューブ（6.5～8.5mm） □ 喉頭鏡（3・4号） □ スタイレット □ バッグバルブマスク（リザーバ付）（成人用：大・中・小） □ ジャクソンリース など	□ 固定用綿テープ □ バイトブロック □ シリンジ 10mL 　（カフ用） □ キシロカイン®ゼリー など
異物除去	□ 吸引器 □ 吸引カテーテル 　（気管用、口・鼻腔用） □ マギル鉗子	
酸素投与	□ 酸素マスク □ 経鼻カニューレ □ 酸素ボンベ □ 酸素流量計	
静脈路確保	□ 静脈留置針（20G、22G） □ 点滴セット（成人用・小児用）	□ 延長チューブ □ 三方活栓 □ 保護栓 □ 駆血帯 □ アルコール綿 □ 固定用テープ など
薬剤投与	□ 注射針（18G、23G） □ シリンジ（1mL・2.5mL・5mL・10mL・20mL） □ ロック付シリンジ	
カテーテル類	□ 中心静脈カテーテル □ 観血式動脈圧測定用カテーテル □ 肺動脈カテーテル □ 血液浄化用カテーテル	

+α 小児は発達段階によって使用器具のサイズが異なるため、救急カートには小児用も常備する。また小児病棟用の救急カートにも成人用の物品・薬剤も備えておく。

どの部署でも統一して配置する薬剤

一般名	商品名	規格	配置数
アドレナリン	ボスミン®注 アドレナリン注0.1%シリンジ	1mg・1mL	10本
アトロピン硫酸塩	アトロピン硫酸塩注 アトロピン注0.05%シリンジ	0.5mg/1mL	6本
リドカイン塩酸塩	静注用キシロカイン®2% リドカイン静注用2%シリンジ	100mg/10mL	2本
生理食塩液	生理食塩液	0.9%/20mL	5本
ノルアドレナリン	ノルアドリナリン®	1mg	1A
プロカインアミド	アミサリン®注	100mg	5A
硫酸マグネシウム	静注用マグネゾール®	2g/20mL	1A
炭酸水素ナトリウム	メイロン®静注	7%/20mL	2A

配置を推奨する薬剤

一般名	商品名	規格	配置数
ニカルジピン塩酸塩	ペルジピン®注	2mg/2mL	2A
プロポフォール	2%プロポフォール注	200mg/20mL	2A
アミノフィリン	ネオフィリン®注	250mg/10mL	1A
グルコン酸カルシウム	カルチコール注	5mg	1A
ヘパリンナトリウム	ヘパリンナトリウム注	5000単位	1A
硝酸イソソルビド	ニトロール®注	5mg	1A
ステロイド薬	ソル・コーテフ®注	100mg	2V
	ソル・メドロール®注	125mg	2V
アスピリン	バイアスピリン®錠	100mg	2錠
ニトログリセリン	ニトロペン®舌下錠	0.3mg	5錠
ジアゼパム	セルシン®注射液	5mg	2A
アミオダロン塩酸塩	アンカロン®注	150mg	3A

『急変対応のすべてがわかるQ&A』(佐藤憲明編著 / 照林社 / P319-320)より引用、一部改変

+α ジアゼパム（抗精神病薬）とアミオダロン（抗不整脈薬）は取り扱い注意の薬剤。ジアゼパムは鍵付きのカートにのみ配置する。アミオダロンは保冷金庫薬として扱う。

●使用する順序に沿って物品・薬剤を配置する

蘇生の手順にしたがい、ALS（二次救命処置）で使用する物品と薬剤を配置。なお、蘇生以外の物品・薬剤は、病棟・診療科ごとの特徴に適した内容に変更してもよい。

●院内の救急カートはできるだけ統一を

救急対応には、所属の科以外の医師や看護師が駆けつけることもある。その場合でもスムーズに物品が使用できるよう、救急カートに備える基本的な物品や収納場所は施設内で統一しておくとよい。

物品の点検

救急カートの点検するタイミングは施設によっても異なるが、日程を決めて点検する方法と、救急カートを使用した直後に点検する方法の大きく2つがある。いずれの方法でも、必要時に問題なく使えるようにしておくことが大切。

物品別の整備ポイント

薬品	・劇薬などもあるため、使用期限に十分注意する ・劇薬と他の薬品は区別して収納する
喉頭鏡	・滅菌することが望ましい ・電球を使用するマッキントッシュタイプは、 　ブレードの消毒後に電球が点灯するか確認する 　その後の滅菌は不要なので、そのまま保管する
その他	・不足しているものがないか確認する ・滅菌期限が切れていないか確認する
酸素ボンベ	・酸素の残量が十分にあるか確認する

酸素ボンベはトイレや廊下での対応時には必須！

+α　アドレナリンやアトロピン硫酸塩のように定期的にくり返し投与する薬剤は、カルテ以外にも専用のメモを用意し、投与時間を記入するようにしておくと便利。

> 呼吸障害だけでなく、貧血やショックでも必要に

酸素療法

目的 組織への酸素供給量が低下した場合に、酸素を補い、心肺への負担を軽減する

酸素投与の種類

患者の状態や投与する酸素濃度により、適した投与法を選択する。経鼻カニューレや酸素マスクによる低流量システムの他、高流量システム、リザーバシステムなどの方法があり、それぞれ長所・短所がある。

低流量システム

投与方法	特徴	酸素流量(L/分)	吸入酸素濃度(%)
経鼻カニューレ 鼻孔入り口に低流量の酸素を流す	・安全かつ簡便。患者の苦痛や不快感がなく、会話や食事がしやすい ・高濃度の酸素投与ができない。口呼吸や鼻閉があると効果がない	1	21〜24
		2	23〜28
		3	27〜34
		4〜6	31〜44
酸素マスク 両側に外気を取り入れる穴があるマスクで口と鼻を覆う	・簡便に中濃度の酸素が投与できる。呼気の湿気により、乾燥が起こりづらい ・高濃度酸素の投与は不可能。マスク装着による不快感のほか、会話や食事に支障が出る	5〜6	30〜50
		7〜8	40〜60

酸素マスクは5L/分以上で使います

+α 酸素投与中は必ず呼吸数・呼吸パターン、チアノーゼの有無をチェックし、SpO_2 をモニタする。動脈血ガス分析も確認し、患者の状態を総合的・客観的に評価する。

リザーバ付マスク 酸素マスクに リザーバをつけたもの	・マスク下のリザーバにより、高濃度酸素の投与が可能 ・患者の呼吸状態の影響を受けやすい。酸素流量が少ないと$PaCO_2$が上昇する可能性がある	6〜7	60〜70
		8〜9	80〜90
		10〜	90〜

> 低流量システムの吸入酸素濃度は1回換気量に左右されることに注意

高流量システム

投与方法	特徴	酸素流量 (L/分)	吸入酸素 濃度(%)
ベンチュリー マスク 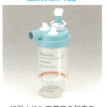 ベンチュリー効果により 一定濃度の酸素が供給できる	・一定濃度の酸素を供給できる。患者の呼吸状態の影響を受けにくい ・コネクター(ダイリューター)の種類に応じ、適切な酸素濃度の調節が必要	青 2	24
		黄 4	28
		白 6	31
		緑 8	35
		赤 8	40
		オレンジ 12	50
ネブライザー付 酸素吸入器 加湿された高濃度の酸素を 投与できる	・患者の呼吸パターンにかかわらず、吸入酸素濃度を一定にできる ・高濃度酸素(70%、100%)は乳幼児や小児向けで、成人には使用できない	ダイヤル目盛(酸素濃度)(インスピロン®ネブライザーの場合) 35、40、50、70、100	

> 高流量システムは1回換気量よりも総流量が多いので、酸素濃度は安定的

+α 低濃度の酸素投与では加湿は必要ないが、高濃度酸素の投与時には加湿が必要になる。急変時は高濃度酸素の投与になることがあるため、加湿の準備をしておく。

酸素投与の適応

酸素療法は基本としてPaO_2（動脈血酸素分圧）が60mmHg以下、SaO_2（動脈血酸素飽和度）が90％以下の場合に適応される。

●適応の可能性があれば、すぐに酸素投与を開始

原因にかかわらず低酸素症の可能性があれば、動脈血ガス分析の結果を待たずに酸素投与を開始する。その後、病態の評価によって不要とわかったら中止する。

●酸素投与の方法は適切な酸素濃度の確保、$PaCO_2$上昇の危険性などを評価して選択する

酸素療法は、患者の状態に応じて適切な酸素濃度を投与できる方法を選択するが、原則としてPaO_2の維持・上昇を優先する。一般に、呼吸不全の場合は経鼻カニューレ、出血の場合はリザーバ付マスクが第一選択になる。

酸素投与時の注意点

酸素投与によって容体が悪化する場合もあるため、患者の疾患・病態を見きわめることが重要。急変に陥った原疾患だけでなく、慢性Ⅱ型呼吸不全の既往の有無に注意する。

●合併症のCO_2ナルコーシスと酸素中毒に注意

COPD（慢性閉塞性肺疾患）などの患者は、酸素投与によってCO_2ナルコーシスを起こす可能性があるため、SpO_2 88～92％を目標に低量から開始する。また過剰な酸素投与は酸素中毒を招くおそれがあるため、COPDの既往がない場合でもSpO_2 94～98％を目標とする。

+α　CO_2ナルコーシス：高二酸化炭素血症によって起こる意識障害。自発呼吸の減弱、高度の呼吸性アシドーシスなどの症状が主に見られる。

●酸素投与中にSpO₂が低下したら、まずアセスメントを

投与中にSpO₂が低下した場合、むやみに酸素濃度・流量を上げず、まずは正しく測定ができているか、酸素投与が問題なくできているか確認する。さらに患者のバイタルサイン、呼吸状態、チアノーゼの有無などを評価。そのうえで対処する。

急変時に必要な技術・薬品

酸素療法

知っておきたい

酸素ボンベの残留量の計算方法

- ●酸素投与に酸素ボンベを使用する場合、ボンベ内の残留量に注意。残留量を指示流量で割ると使用可能時間がわかる。
- ●残留量は、ボンベの内容積（L）×現在の圧力計の値［kgf/cm²］×0.8（安全係数）で計算できる（圧力計の表示が「MPa」の場合は、上記の式に×10をする）。

酸素残留量早見表（内容積3.4Lの場合）

		ボンベの圧力									
kgf/cm²		140	130	120	110	100	90	80	70	60	50
MPa		14	13	12	11	10	9	8	7	6	5
使用酸素流量（L／分）	0.5	760	700	650	590	540	480	430	380	320	270
	1	380	350	320	290	270	240	210	190	160	130
	2	190	170	160	140	130	120	100	95	81	68
	3	120	110	100	99	90	81	72	63	54	45
	4	95	88	81	74	68	61	54	47	40	34
	5	76	70	65	59	54	48	43	38	32	27
	6	63	58	54	49	45	40	36	31	27	
	7	54	50	46	42	38	34	31	27		
	8	47	44	40	37	34	30	27			
	9	42	39	36	33	30	27				
	10	38	35	32	29	27					

- ● 使用可能時間が30分未満　**交換！**
- ● 使用可能時間が30～45分
- ○ 使用可能時間が46～59分
- ○ 使用可能時間が60分以上

+α 酸素中毒：高濃度酸素を長時間吸入することで肺や中枢神経などが障害される。筋肉のけいれん、嘔気のほか、けいれん発作、昏睡などが起こることもある。

患者が貯留物や異物を排出できない場合に行う

吸引

目的 気道分泌物・血液・吐物・異物などを除去し、気道を開放する

吸引方法選択のポイント

吸引方法には、口腔内吸引と鼻腔内吸引がある。第一選択は口腔内吸引だが、何らかの状況で不可能な場合は鼻腔内吸引を選択する。使用するカテーテルが異なるので注意。

●第一選択は口腔内吸引

吸引が必要な場合は口腔内吸引が第一選択となる。ただし、鼻腔内に異物などがある場合や、嘔吐反射が強い、開口障害がある、舌で押し出す・噛みつきがあるなどの理由で口腔内吸引が行えない場合は鼻腔内吸引を選択する。

●吸引カテーテルは目的に合わせて選択する

吸引に使用するカテーテルには、軟性カテーテルと硬性カテーテル（ヤンカーサクション）がある。日常的には軟性カテーテルを使用するが、中咽頭吸引では硬性カテーテルを使用する。

吸引カテーテルの種類	
軟性	・中咽頭や鼻咽頭から粘度の低い分泌物を吸引するのに適している。 ・歯を食いしばる患者に対し、留置エアウェイを介した咽頭後方の吸引に用いられる。
硬性	・中咽頭など比較的浅い部位の異物に使用する。 ・粘度の高い粒状の物質（細かい食物残滓など）の吸引に適している。

+α 吸引は苦痛を伴うため、患者の表情や意識、バイタルサインに常に注意し、短時間で行う。途中で意識レベルが下がった場合は吸引を中止し、すぐ心肺蘇生を行う。

チューブサイズ選択のポイント

上気道吸引で軟性カテーテルを使う場合は、成人と乳幼児でサイズを使い分ける。人工気道(気管挿管・気管切開)の場合は、気管チューブの内径の1/2以下のサイズを用いるのが適正である。

サイズ選択の目安	
上気道吸引で軟性カテーテルを用いる場合	
成人	10～14Fr(内径3.3～4.6mm)
乳幼児	4～8Fr(内径1.3～2.6mm)
人工気道(気管挿管・気道切開の場合)	
吸引カテーテル外径＝気管チューブの内径1/2以下(1mm＝3Fr)	

知っておきたい

吸引内容の種類や性状に注意

- 吸引した物質の色や性状、種類などによって急変の原因を探す手がかりになる。
- 急変の原因を探るときには吸引内容だけでなく、随伴症状や現病歴・既往歴を参考にする。

吸引内容の種類・性状と考えられる原因	
嘔吐物	急性の脳血管障害、消化管通過障害、急性膵炎・消化管穿孔 など
血液	吐血なら上部消化管出血、喀血なら気管支・肺病変、まれに大動脈瘤破裂
ピンク色の痰	重症の肺水腫、重症の呼吸・循環不全 など

+α 気管チューブに吸引カテーテルを挿入しにくい場合は、何らかの原因で気管チューブの閉塞や狭窄が起こっているか、気道閉塞が考えられるため、原因を探る。

165

どんな病態でも急変時には必ず装着する

心電図

目的 心臓の活動の持続的なモニタリング、虚血性心疾患、不整脈などが疑われるときのモニタリング

心電図モニタの使い方

急変対応時には心臓のリズムや心筋の状態を診断するため、必ず心電図モニタを用いる。心電図モニタには3点誘導と5点誘導の2種類があり、急変時にはまず3点誘導モニタで対応することが多い。

●除細動を使うことを考慮して電極を貼る

電極は伝導用クリームをつけ、所定の位置に貼り付ける。肋間や横隔膜付近に貼ると、波形に呼吸性変動が出現するため、呼吸の影響を受けない位置に貼る。また、急変時に除細動を使用することを考慮し、電極を貼る位置を選ぶ。

電極を貼る位置(3点誘導モニタ)

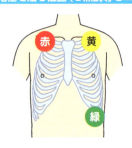

赤 右の鎖骨下窩
陰極電極

黄 左の鎖骨下窩
不関電極

緑 左の下胸部
陽極電極

※識別色はメーカーにより異なる

+α 心電図モニタをつける前に必ず脈拍を確認。脈拍があれば、すぐに心電図モニタを装着する。脈が触れなければモニタの装着前にCPRを優先して行う。

12誘導心電図の使い方

12誘導心電図は心臓の動きをより詳しくモニタリングできる。心筋虚血や不整脈の診断のほか、心房や心室の負荷・肥大の診断、電解質異常も診断が可能。

●四肢に4本、胸部に6本の電極をつける

左右の手首・足首に4本、胸部には6本の電極を取り付ける。肢誘導（Ⅰ・Ⅱ・Ⅲ・aV_R・aV_L・aV_F）により6波形、胸誘導（V1・V2・V3・V4・V5・V6）から6波形の合計12波形をモニタリングする。

電極をつける位置

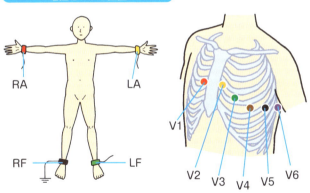

RA（赤）：右手　　V1：第4肋間胸骨右縁　　V4：第5肋間と
LA（黄）：左手　　V2：第4肋間胸骨左縁　　　　　左鎖骨中線の交点
RF（黒）：右足　　V3：V2とV4の中間点　　V5：V4と前腋窩線の中点
LF（緑）：左足　　　　　　　　　　　　　　V6：V4と中腋窩線の中点

+α　心電図モニタの波形が変化し、波形を読み取れないときや不整脈の種類がわからない場合は、意識・脈拍・呼吸・血圧など患者の状態を観察することが重要。

> 基本は末梢静脈路だが必要時は中心静脈路も確保を

静脈路確保

目的 輸液・輸血、薬物の血管投与のため

静脈路の選び方

静脈路には大きく分けて末梢静脈路と中心静脈路の2種類があり、それぞれ長所・短所がある。急変時には速やかに確保しやすい末梢静脈路が第一選択となることが多い（→P40）。

●末梢静脈路確保が困難なら中心静脈路確保を行う

急変時には末梢血管が収縮していることが多く、確保が難しい場合もある。また、重症患者ではいずれ中心静脈路が必要になるため、中心静脈路をできるだけ早く確保したほうがよいケースが多い。

各静脈路のメリット・デメリット

	末梢静脈路	中心静脈路
メリット	・手技が簡便 ・穿刺時の合併症がない ・胸骨圧迫を中断せずに行える	・最大薬剤血中濃度が高い ・薬剤が全身を循環する時間が短い ・薬剤の作用発現が速い ・滴下時の血管痛がない
デメリット	・最大薬剤血中濃度が低い ・薬剤が全身を循環するのに1〜2分要する ・滴下時に血管痛が起こることがある	・末梢静脈路より技術を要する ・穿刺時の合併症（動脈穿刺、気胸、血栓形成）の発生頻度が高い ・胸骨圧迫を中断する必要がある

+α すでに中心静脈路が確保されている場合はそのルートを使用するが、急変時には複数ルートが必要なため、その場合に備えて末梢静脈路も確保しておく。

中心静脈路の確保

中心静脈路を確保すると大量輸液・輸血をはじめ、血液浄化時のブラッドアクセス、スワンガンツカテーテル、経静脈的ペーシングの挿入などが行える。使用される静脈には、内頸静脈・外頸静脈や鎖骨下静脈、大腿静脈がある。

中心静脈カテーテルの挿入部位

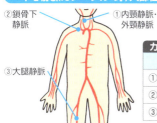

②鎖骨下静脈
①内頸静脈・外頸静脈
③大腿静脈

カテーテルの長さの目安	
挿入部位	長さ(cm)
①内頸静脈・外頸静脈	13～15
②鎖骨下静脈	13～15
③大腿静脈	40～50

●中心静脈カテーテル挿入後も注意して観察を

中心静脈カテーテルは侵襲度が高いため、挿入後は致死的合併症が発生する可能性を念頭に置いて観察することが必要。

カテーテル挿入後の観察ポイント
- [ ] 血圧・脈拍・SpO₂の変化
- [ ] 息苦しさ、呼吸音の減弱や左右差の有無
- [ ] 皮下気腫の有無（触診時の握雪感の有無）
- [ ] 口唇チアノーゼの有無
- [ ] 穿刺部の血腫、出血の有無
- [ ] 不穏症状の有無
- [ ] 頸静脈怒張の有無　など

挿入部からの感染がないか定期的にチェックを

「中心静脈穿刺合併症に係る死亡の分析—第1報—」（日本医療安全調査機構／P22）より引用、一部改変

+α　幼小児は静脈路確保が困難なため、骨髄路を用いる。穿刺箇所は鎖骨、胸骨、大腿骨、脛骨、上腕骨などがあるが、幼小児では脛骨結節の下方内側が選択される。

水分補給、電解質補正など目的に合わせて用いる

輸液

目的 失われた体内の水分を補給したり、電解質や栄養などのバランスを補正する

輸液とは

液体を体内に入れることによって全身の状態を改善する。患者の状態によって必要な輸液が異なるので、病態を正確に把握することが大切になる。

●基本的な輸液の種類は4つ

輸液剤は、電解質輸液、水分輸液剤、栄養輸液剤、その他の4つの種類に分けられ、患者の病態に応じて使い分けられる。

輸液の種類	
輸液の種類	**目 的**
電解質輸液	生理食塩液や乳酸リンゲル液、酢酸リンゲル液など、主に電解質の補給・補正に用いる。
水分輸液剤	5〜10%ブドウ糖液で、水分補給のために用いる。
栄養輸液剤	高張糖質液、アミノ酸輸液、高カロリー輸液剤など栄養補給のために用いる。
その他	血漿増量薬、浸透圧利尿薬、脳圧降下薬など治療のために用いる。

+α 急変によって心肺停止やショック状態に陥った場合の輸液は、細胞外液を補充する乳酸リンゲル液と酢酸リンゲル液が第一選択となる。

輸液療法の適応	
適応や目的	投与される主な輸液・薬品
水・ナトリウムバランスの補正	電解質輸液、浸透圧利尿薬など
大量出血などによる循環血漿量の減少時	乳酸リンゲル液、アルブミン製剤 など
電解質異常や酸塩基平衡の補正	電解質輸液、炭酸水素ナトリウム など
経口・経腸栄養ができない場合の栄養補給・エネルギー源	高カロリー輸液用製剤（基本液・総合ビタミン剤・微量元素製剤）、脂肪乳剤 など
心停止・心疾患、術後などの循環動態の不安定時	循環器作動薬（カテコラミン、カルシウム拮抗薬など）の持続投与
アレルギー反応や喘息発作などに対する薬剤の即効性を高める	各疾患の治療薬
薬剤投与ルートの確保（経口薬がない、経口薬より有効）	抗生物質や抗がん薬 など

●脱水では喪失した体液の種類によって対応が変わる

脱水には、細胞外液が欠乏した状態と細胞内液が欠乏した状態に大きく分けられ、それぞれに適した輸液で対処する。口渇があれば低張液の欠乏が、頻脈や低血圧が見られれば等張液または高張液の欠乏が考えられる。

脱水の分類				
	内液	外液	Na値	投与する輸液
水分の喪失（高張性脱水）	やや減少	やや減少	＞150 mEq/L	低張液（1号液）
水分と電解質の喪失（等張性脱水）	正常	減少	130〜150 mEq/L	等張液（細胞外液補充液；生理食塩液など）
電解質の喪失（低張性脱水）	正常〜やや上昇	減少	＜130 mEq/L	

+α　急変の原因や病態が不明の場合の輸液は、カリウムやカルシウムが含まれていない開始液（1号液）を用いる。緊急検査の結果を見てから適切な輸液を再検討する。

輸液・電解質液・補正用製剤の種類

水分・電解質の補給（電解質輸液・電解質液・補正用製剤）

等張 細胞外液補充液	生理食塩液	・大塚生食注 ・生食注キット「フソー」 ・テルモ生食	Na⁺やCl⁻を含み、血漿と等張。細胞外液（とくに循環血液量）が減少しているときに主に用いられる。
	乳酸リンゲル液	・ソルラクト® ・ラクテック®注	リンゲル液にアルカリ化剤として乳酸Naや酢酸Naを加えたもの。主に、出血などで細胞外液を喪失したときにNaと細胞外液を補充する目的で使われる。
	酢酸リンゲル液	・ヴィーンF® ・ヴィーンD®	
低張 複合電解質液	開始液 （1号液）	・ソリタ®T1号 ・ソルデム® 　1輸液 ・KN1号輸液	K⁺を含まないので、病態不明時の水・電解質補給に使われる。
	脱水補給液 （2号液）	・ソルデム® 　2輸液 ・ソリタ®-T2号 ・KN2号輸液	Na⁺、Cl⁻、乳酸イオン、Mg²⁺といった細胞内電解質を多く含む。
	維持液 （3号液）	・ソリタ®-T3号 ・フィジオ®35輸液	Na⁺、Cl⁻、K⁺の組成が平均的な1日必要量になっている。急変時にはあまり使用しない。
	術後回復液 （4号液）	・ソリタ®-T4号 ・ソルデム® 　6輸液 ・KN4号輸液	電解質濃度が低く、K⁺を投与したくない腎機能低下の患者などに適する。

+α 等張液は血管内に投与しても細胞の内外で水の移動は生じないが、低張液は細胞よりも電解質濃度が低く細胞に水が移動するため、細胞内への水分補給に適する。

電解質補正液	Na・K・Ca・Mg・P各注射剤	・10%塩化ナトリウム注 ・アスパラカリウム ・KCL ・硫酸Mg補正液1mEq/mL ・リン酸Na補正液 　0.5mmol/mL	何らかの原因で電解質のバランスが崩れた場合に、それを補正するために用いられる。
	アルカリ化薬	・メイロン® 静注7%・8.4%	何らかの原因で酸塩基平衡が崩れた場合に用いられる。

水分の補給（水分輸液剤）

5～10% ブドウ糖液	・大塚糖液5% ・大塚糖液10%	ブドウ糖は代謝されるため、主に自由水として使われる。

その他

人工膠質液	デキストラン製剤	・低分子デキストランL注 ・低分子デキストラン糖注 ・サヴィオゾール®輸液	血管内のみに分布するため、血管内の水分を補給するために用いられる。
	HES製剤	・ボルベン®輸液6% ・ヘスパンダー®輸液 ・サリンヘス®輸液6%	
	浸透圧利尿薬	・20%マンニットール注射液「YD」	腎不全の予防、脳浮腫や脳圧・眼圧の亢進の治療に用いられる。
	脳圧降下薬	・グリセオール®注	頭蓋内圧亢進・頭蓋内浮腫の治療に用いられる。

急変時に必要な技術・薬品

輸液

+α　急変時には用いられないが、栄養輸液剤の脂肪製剤（イントラリポス®10%、20%）、アミノ酸製剤（アミカリック®など）といった輸液剤も知っておくとよい。

急変時にも副作用には十分注意して観察を

輸血

目的 輸液だけでは対応不可能な循環血液量の補充、血球成分の不足の補充 など

輸血の種類

輸血製剤には、全血製剤のほかに赤血球製剤や血漿製剤、血小板製剤などがある。急変時は赤血球 RCC-LR（赤血球濃厚液）か FFP-LR（新鮮凍結血漿）が用いられることが多い。

輸血製剤の種類と目的

血液製剤の種類	目 的	適 応
CPD-LR（人全血液）	大量出血時に循環血液量を確保する	副作用リスクが高いため、現在使用頻度は少ない。
RCC-LR（赤血球濃厚液）	慢性貧血や出血に対し、末梢循環系へ十分な酸素を供給する	Hb6g/dL以下ではほぼ必須（ただしHb値だけでは輸血の開始を決定しない）。
FFP-LR（新鮮凍結血漿）	血液凝固因子の補充、循環血漿量の改善・維持	循環血液量以上の大量出血（24時間以内に100％以上）時、または100mL/分以上の急速輸血をする場合など。
血小板濃厚液	止血・出血傾向の改善	急速失血により24時間以内に100％以上、または2倍以上の大量輸血が行われ、止血困難な出血症状とともに血小板減少が見られる場合など。

+α 輸血の速度は重症度によって異なり、心不全や高カリウム血症がある場合は緩徐に投与。一般には最初の15分は1mL/分程度で、その後は5mL/分に速める。

輸血時のポイント

異型輸血を防ぐため、事前に必ず採血して血液型判定を行う。クロスマッチ試験は原則事前実施だが、緊急時であれば検体を確保し、後で行う。輸血過誤防止のため、2名以上のスタッフが患者氏名や血液型、血液製造番号、有効期限、輸血製剤の状態などを確認。

●輸血ラインは単独が原則

輸血製剤は、原則として単独で太い静脈から投与する。血管確保ができないときは、輸液ラインの側管から投与するが、この場合は留置針までの距離が最も近い三方活栓を用いる。

●投与時には副作用に十分注意する

輸血開始直後に重篤な副作用が出現することが多いため、ベッドサイドで患者を注意深く観察し、異変が見られたら直ちに輸血を中止して、医師に報告する。

輸血の副作用

発症時期	主な症状	考えられる原因
輸血開始直後 (5〜10分以内)	顔面紅潮、腹痛、頻脈、呼吸促拍、熱感、胸部絞扼感、息切れ など	不適合輸血による血管内溶血反応
輸血中または輸血後	悪寒戦慄、発熱、頭重感、胸部絞扼感、血圧低下、頻脈、喘鳴、全身発赤、瘙痒感、嘔吐、冷汗 など	細菌汚染血の投与、アレルギー反応、循環血液量増加による急性心不全
輸血後 1〜2週間	発熱、紅斑、肝障害、下痢、下血、多臓器不全、汎血球減少症 など	輸血後GVHD（移植片対宿主病）

+α　輸血中および輸血後も急変が起こりやすいため、血液検査の結果をチェックし、心電図モニタなどで定期的に経過を観察することが大切。

作用が強い薬剤が多いので十分に理解を

緊急薬剤

目的 心肺蘇生をはじめとする、血圧低下、循環不全、意識障害など緊急時の容体の改善・安定

急変時の薬剤投与の注意点

急変時に用いられる薬剤は、口頭での指示で、通常時より投与量が多く、さらに投与速度も速い。また、作用が比較的強力な注射薬が中心となるため、薬剤に関する正しい知識が不可欠である。

●投与時は緊急であっても医薬品名、投与量、投与方法を確認する

薬剤投与のミスを防ぐには、たとえどんなに緊急時であってもためらうことなく、投与する薬の医薬品名、投与量、投与方法を必ず医師に確認することが必要。

●薬剤の管理や記録を必ず行う

緊急時には、医師からの指示は口頭で伝えられるが、必ず記録をとる。薬剤を注射器に移した場合は、医薬品名・投与量を油性ペンで記入する。また、薬剤の投与時間、投与後の患者の状態・反応も記録しておく。

●緊急薬剤についての知識を十分につけておく

同じ薬剤でも医療機関や部署、医師によって呼び方が異なる。主な製品名（商品名）や一般名を覚えておき、必ず医師に確認する。また急変時には作用が強い薬剤を使うことが多いため、作用・副作用、投与時の注意点などの知識を身につけておくことも大切。

+α 急変時に用いる薬剤の投与量は体重をもとに算出されるが、正確な体重がわからないことが多いため、「50kgの患者には投与量50mL」などの設定に準じて計算する。

使用する主な薬剤

急変時に用いられる薬は、全身に作用する薬が多い。医薬品名をはじめ、どのような状況でよく用いられる薬か、主な作用や副作用なども把握しておく。

昇圧薬

全身の血圧を上昇させる薬。心肺機能停止（CPA）が確認されたとき、循環不全やショックにより血圧が低下したときなどに用いられる。原則として太い静脈の単独ラインで投与。

薬剤名 （　）内は 主な製品名	適応	用量	主な副作用	注意点
アドレナリン (ボスミン®、 アドレナリン注 0.1%シリンジ、 エピペン®)	心肺蘇生	1回1mgを希釈して静注、3～5分間隔で追加投与。	肺水腫、呼吸困難、心停止	アルカリ剤との混注は不可。投与量増加に伴い血管収縮作用が増強、腎臓などの血流低下が起こる。
	アナフィラキシー	1mgを生食1mLに溶解、0.2～0.3mgを皮下注。		
	ショック・血圧低下	1mgを9mL生食で希釈し、静注。		
ノルアドレナリン (ノルアドリナリン®)	重症ショック時	2～12μg/分持続静注。	心悸亢進、徐脈、胸内苦悶など	作用は一過性で血圧維持に必要な最小限量を使用。
ドパミン塩酸塩 (イノバン®、 カコージン®、 カタボン®など)	心原性ショック、出血性ショック	通常は1～5γで点滴静注。最大20γまで可。	麻痺性イレウス、末梢虚血、不整脈など	用量（点滴速度）により作用が異なる。大量投与は不整脈を起こす。
ドブタミン塩酸塩 (ドブトレックス®、ドブポン®)	心原性ショック	5%ブドウ糖液、生食などで希釈し、1～5γで点滴静注。最大20γ。	不整脈、過度の血圧上昇など	血圧、心拍数、尿量に注意が必要。ドパミン塩酸塩との併用は循環管理に有用。

+α 点滴速度の「μg/kg/分」は「γ」とも表記される。1γは「1分間に体重1kgあたり1μg」投与すること。

降圧・冠血管拡張薬

正常範囲まで血圧を下げたり、冠血管を拡張させたりする薬。高血圧の緊急処置や急性心不全、不安定狭心症などの治療によく用いられる。

薬剤名 ( )内は 主な製品名	適応	用量	主な副作用	注意点
ニカルジピン塩酸塩 （ペルジピン®）	高血圧性緊急症	0.5～6γを点滴静注。	麻痺性イレウス、低酸素血症、肺水腫、呼吸困難、チアノーゼ、静脈炎、狭心症、血小板減少、肝機能障害、黄疸	頭蓋内出血で止血が完了していない場合は、頭蓋内圧亢進のおそれがあるため禁忌。
	手術時の異常高血圧の救急処置	10～30μg/kgを静注、または2～10γで点滴静注。		
	急性心不全	0.5～2γで点滴静注。		
ジルチアゼム塩酸塩 （ヘルベッサー®）	頻脈性不整脈	1回10mgを約3分間で緩やかに静注。	高度徐脈、完全房室ブロック、心停止	刺激伝導系を抑制し、徐脈を起こしやすいため、重篤な心原性ショック、Ⅱ度以上の房室ブロックのある患者、うっ血性心不全のある患者、妊婦にも禁忌。
	高血圧性緊急症	5～15γで持続点滴静注。		
	手術時の異常高血圧の救急処置	1回10mgを約1分間で緩徐に静注、または5～15γで点滴静注。		
	不安定狭心症	1～5γで点滴静注。		

+α 薬剤は通常「mg単位」で表示されているが、投与する際は時間あたりの「mL単位」に換算する必要があるので注意する。

薬剤名 （ ）内は主な製品名	適応	用量	主な副作用	注意点
ニトログリセリン （ミリスロール®、ミオコール®）	急性心不全	0.05～0.1γで投与を開始、5～15分ごとに0.1～0.2γずつ増量。	急激な血圧低下、頻脈、頭痛・頭重、悪心・嘔吐、代謝性アシドーシス、胸部不快感、乏尿など	亜硝酸エステル系薬剤に過敏症がある患者、閉塞隅角緑内障の患者、シルデナフィルクエン酸塩（バイアグラ®）、バルデナフィル塩酸塩水和物（レビトラ®）、タダラフィル（シアリス®）の投与中の人には禁忌。
	不安定狭心症	0.1～0.2γで投与を開始し、約5分ごとに0.1～0.2γずつ増量し、1～2γで維持。		
	手術時の異常高血圧	0.5～5γから開始。		
硝酸イソソルビド （ニトロール®）	急性心不全	1.5～8mg/時で点滴静注、最大で10mg/時まで。	ショック、心室細動、心室頻拍	シルデナフィルクエン酸（バイアグラ®）、バルデナフィル塩酸塩水和物（レビトラ®）、タダラフィル（シアリス®）の投与中の人には禁忌。
	不安定狭心症	2～5mg/時を点滴静注。		

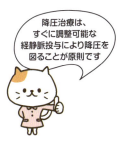

降圧治療は、すぐに調整可能な経静脈投与により降圧を図ることが原則です

+α ニトログリセリンには舌下錠や舌下スプレーなどの剤形もある。舌下錠は0.3～0.6mg、スプレーは1噴霧（0.3mg）で、効果が得られなければ数分後に同量投与。

抗不整脈薬

不整脈はさまざまな原因によって起こるため、原因に応じた薬を使うことが肝心である。また、投与する際は心電図モニタで観察しながら用いる。

薬剤名 （　）内は 主な製品名	適応	用量	主な副作用	注意点
アトロピン硫酸塩 （硫酸アトロピン、アトロピン注など）	迷走神経性徐脈、その他の徐脈・房室伝導障害など	1回0.5mgを皮下注、筋注、静注。	ショック、アナフィラキシー	緑内障、前立腺肥大、麻痺性イレウスのある患者には禁忌。
ジゴキシン （ジゴシン®など）	うっ血性心不全、心房細動・粗動による頻脈	急速飽和療法（飽和量1～2mg）では1回0.25～0.5mgを2～4時間ごとに静注。	高度徐脈、発作性心室頻拍、房室ブロック	房室・洞房ブロック、ジギタリス中毒、閉塞性心筋疾患のある患者には禁忌。
ジソピラミドリン酸塩 （リスモダン®P）	期外収縮、発作性頻拍、緊急治療を要する発作性心房細動・粗動	1回50～100mg（ブドウ糖液で希釈）を5分以上かけて緩やかに静注。	心停止、心室細動・頻拍・粗動、心房粗動、房室ブロック	高度の房室・洞房ブロック、うっ血性心不全、緑内障のある患者には禁忌。使用時は継続的に心電図の観察や血圧測定を行う。
リドカイン塩酸塩 （キシロカイン®、リドカイン静注用2％、オリベス®）	期外収縮、発作性頻拍	1回50～100mgを1～2分間で緩やかに静注。1時間以内の最大量は300mg。	刺激伝導系の抑制、ショック、悪性高熱、意識障害、振戦・けいれん	心抑制作用は少なく、現在急性心筋梗塞への使用は推奨されていない。重篤な刺激伝導障害のある患者には禁忌。

抗不整脈薬は作用機序の違いによって、Ⅰ～Ⅳの4群とその他にも分類される。この分類は「Vaughan Williams分類」という。

ベラパミル塩酸塩（ワソラン®）	頻脈性不整脈（発作性上室性頻拍、発作性心房細動・粗動）	1回5mgを必要に応じて希釈し、5分以上かけて緩やかに静注。	胸痛、頭痛など	重篤な低血圧や心原性ショック、高度の徐脈、洞房ブロック、房室ブロック（Ⅱ・Ⅲ度）、重篤なうっ血性心不全、急性心筋梗塞、重篤な心筋症の患者には禁忌。
アデノシン三リン酸二ナトリウム水和物（アデホス・Lコーワ）	頭部外傷の後遺症、心不全など	1回5〜40mg（1日1〜2回）をブドウ糖液に溶解して緩やかに静注。	ショック	血管拡張作用があり、各臓器への血液灌流量を増やすことができる。ただし脳出血直後には禁忌。
硫酸マグネシウム（マグネゾール®）	心室頻拍（適応外）	1回20mLを5〜20分かけて緩やかに静注。	マグネシウム中毒など	重症筋無力症、心ブロック、低張性脱水症のある患者には禁忌。
アミオダロン塩酸塩（アンカロン®）	心室細動、血行動態不安定な心室頻拍	初期急速投与（48時間まで）では、125mgを5％ブドウ糖液100mLで希釈し、持続ポンプを用いて600mL/時で10分間投与。	トルサード・ド・ポアンツ、心停止、甲状腺機能亢進症、血圧低下、QT延長など	致死性不整脈患者に対して、緊急を要する場合にのみ使用。
	除細動が使えない心室細動または無脈性心室頻拍による心停止	300mgまたは5mg/kgを5％ブドウ糖液20mLで希釈し、静脈内へボーラス投与。		
ニフェカラント塩酸塩（シンビット®）	心室細動、心室頻拍（危険度が高く、ほかの抗不整脈薬が使用できない場合）	単回：1回0.3mg/kgを希釈し、5分間かけて静注。	催不整脈、QT延長、ALT・LDH上昇、ほてりなど	致死性心室性不整脈患者にのみ使用。QT延長症候群の患者に対しては禁忌。使用時は心電図モニタリングを行う。

+α Ⅰ群はナトリウムチャネル遮断薬、Ⅱ群はβ遮断薬、Ⅲ群はカリウムチャネル遮断薬、Ⅳ群はカルシウムチャネル拮抗薬。ジゴキシン、アトロピンはその他に分類される。

抗けいれん薬、鎮静薬

抗けいれん薬は、けいれん発作が起こった場合に投与される。鎮静薬と併用されることが多い。

薬剤名 （　）内は 主な製品名	適応	用量	主な副作用	注意点
ジアゼパム （セルシン®、 ホリゾン®）	脳脊髄疾患に伴うけいれん発作・疼痛の筋緊張軽減	初回10mgをできるだけ緩やかに筋注または静注。	刺激興奮、錯乱、呼吸抑制、上気道閉塞、循環性ショックなど	鎮静・筋弛緩・抗けいれん作用が強く、効果の持続時間が長い。急性狭隅角緑内障、重症筋無力症の患者には禁忌。
ミダゾラム （ドルミカム®）	全身麻酔の導入・維持	0.15～0.3mg/kgを静注。	無呼吸、心停止、舌根沈下、アナフィラキシーショック、心室頻拍、心室性頻脈、悪性症候群など	呼吸抑制、呼吸停止に十分注意し、バイタルサインの連続的観察を心がける。重症筋無力症、急性閉塞隅角緑内障、ショック、昏睡状態では禁忌。
	人工呼吸中の鎮静	導入時：初回0.03～0.06mg/kgを少なくとも1分間以上かけて静注。		
プロポフォール （1%ディプリバン®注）	全身麻酔の導入・維持	導入時、2～2.5mg/kgを0.5mg/kg/10秒の速さで就眠が得られるまで静注。	低血圧、気管支けいれん、アナフィラキシーショック、舌根沈下、一過性無呼吸、重篤な徐脈など	麻酔後、回復までが速やか。この薬剤の成分に含まれる精製卵黄レシチンやダイズ油に過敏症の人、妊産婦には禁忌。

+α けいれんの原因がてんかんの場合は、フェニトイン系、バルビツール酸系、プリミドン、バルプロ酸ナトリウム、カルバマゼピンなどの抗てんかん薬が用いられる。

薬剤名 (　)内は 主な製品名	適応	用量	主な副作用	注意点
デクスメデトミジン塩酸塩 (プレセデックス®)	人工呼吸中・離脱後の鎮静、局所麻酔下の非挿管での手術・処置時の鎮静	初期負荷：6μg/kg/時を約10分間で緩やかに維持静注。	低血圧、高血圧、徐脈、心室細動、心停止、低酸素症、無呼吸、呼吸困難、舌根沈下など	呼吸抑制作用は弱いが、徐脈や血圧低下、心伝導障害が誘発されやすいため、全身状態を継続的に観察する。
ケタミン塩酸塩 (ケタラール®)	手術、検査・処置時の全身麻酔および吸入麻酔の導入	静注用では初回1〜2mg/kgを1分以上かけて緩やかに静注。	急性心不全、呼吸抑制、無呼吸、舌根沈下、けいれん、覚醒時反応など	脳血管障害、高血圧、脳圧亢進がある疾患、重症の心代償不全、けいれん発作の既往がある患者には禁忌。

鎮痛薬

疼痛の鎮静、コントロールのために用いられる。

薬剤名 (　)内は 主な製品名	適応	用量	主な副作用	注意点
ペンタゾシン (ソセゴン®)	各種のがん、術後などの鎮痛	通常1回15mg。追加する場合は3〜4時間間隔。	ショック、アナフィラキシー、呼吸抑制、けいれん、無顆粒球症など	頭蓋内圧上昇、頭部傷害、重篤な呼吸抑制状態の患者、全身状態が著しく低下した患者には禁忌。

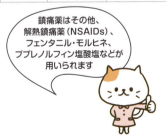

鎮痛薬はその他、解熱鎮痛薬（NSAIDs）、フェンタニル・モルヒネ、ブプレノルフィン塩酸塩などが用いられます

+α プロポフォールは脂肪乳剤であるため、単独投与で用いる。また、製剤や輸液ラインに細菌感染を起こしやすいため、12時間ごとに輸液ラインの交換が必要。

筋弛緩薬

筋肉の緊張を緩め、患者を不動化させて安静・鎮静を保つために用いられる。

薬剤名 （ ）内は主な製品名	適応	用量	主な副作用	注意点
ベクロニウム 臭化物 （ベクロニウム®F）	麻酔時、気管挿管時の筋弛緩（適応外だが人工呼吸時に用いられることも）	初回は0.08～0.1mg/kgを静注。必要時0.02～0.04mg/kgを追加。	ショック、アナフィラキシー、遷延性呼吸抑制、横紋筋融解症、気管支けいれんなど	使用時には筋弛緩モニタでの検査が必要。作用・使用法を熟知した医師が用いること。
ロクロニウム 臭化物 （エスラックス®）	麻酔時、気管挿管時の筋弛緩	0.6mg/kgを静注、必要時には0.1～0.2mg/kg量で追加する。	ショック、アナフィラキシー、遷延性呼吸抑制、横紋筋融解症、気管支けいれんなど	この薬剤または臭化物、スガマデクスナトリウムに対する過敏症の既往がある人、重症筋無力症の患者には禁忌。

ステロイド薬

強力な抗炎症作用・免疫抑制作用がある。ショック時の救命措置や副腎不全の補助、脊髄損傷など重篤な状態で使用される。

薬剤名 （ ）内は主な製品名	適応	用量	主な副作用	注意点
メチルプレド ニゾロンコハ ク酸エステル ナトリウム （ソル・メドロール®）	気管支喘息	初回量40～125mgを緩やかに静注または点滴静注。	ショック、心停止、感染症、副腎不全、消化管障害など	血清Cr高値の敗血症症候群および敗血症性ショックの患者への大量投与で死亡率増加との警告がある。
	脊髄損傷急性期	30mg/kgを15分かけて点滴静注し、45分間休薬する。		
	出血性ショック	1回125mg～2gを静注または点滴静注。		
	敗血症性ショック	1回1gを緩やかに静注または点滴静注。		

+α アミノフィリンの投与中は血中テオフィリン濃度（目標値8～20μg/mL）をモニタする。頭痛、嘔気・嘔吐、頻脈、不整脈などの中毒症状が現れたら直ちに中止する。

| ヒドロコルチゾンコハク酸エステルナトリウム (サクシゾン®、ソル・コーテフ®) | ショック (出血性・外傷性) | 1回250～1000mgを緩やかに静注、または点滴静注。 | ショック、感染症、副腎不全、消化管障害など | 有効な抗菌薬がない感染症の患者、全身性の真菌症患者、急性心筋梗塞の既往がある患者には禁忌。 |
| | 急性副腎機能不全、エリテマトーデスなど | 1回50～100mg、1日1～4回を静注、点滴静注、筋注などで投与。 | | |

喘息治療薬

喘息発作を軽減するために用いられる。β刺激薬、キサンチン誘導体、ステロイド、抗コリン薬などを重症度に応じて使い分ける。

薬剤名 （ ）内は主な製品名	適応	用量	主な副作用	注意点
サルブタモール硫酸塩 (ベネトリン®)	気道閉塞障害	通常、成人は1回0.3～0.5mL（サルブタモールとして1.5～2.5mg）を吸入。	重篤な血清カリウム低下、心悸亢進、頭痛、振戦、めまい、悪心など	甲状腺機能亢進症、高血圧、心疾患、糖尿病のある人には慎重投与。
アミノフィリン (ネオフィリン®)	気管支喘息、肺性心、うっ血性心不全、肺水腫など	通常成人は1回250mgを生理食塩水または糖液で希釈し、緩やかに静注。	けいれん、意識障害、急性脳症、肝機能障害、発疹、瘙痒感、頭痛、不眠、興奮など	キサンチン系薬剤で重篤な副作用の既往がある人には禁忌。

+α 急変時には、不整脈などの心臓の異変が関与していることが多いため、電解質のなかでも、とくに血清カリウム値に急激な変動がないか確認することが大事。

利尿薬

うっ血性心不全、浮腫、肺水腫、腎・肝疾患の利尿、降圧の目的で用いられる。

薬剤名 （　）内は 主な製品名	適応	用量	主な副作用	注意点
フロセミド （ラシックス®、 オイテンシン®）	急性・慢性腎不全	初回20～40mgを静注。	ショック、アナフィラキシー、再生不良性貧血、心室性不整脈、間質性腎炎など	利尿作用は強いが、降圧効果は低い。無尿、肝性昏睡、ナトリウム・カリウム減少の患者には禁忌。
	高血圧、うっ血性心不全	1日1回20mgを静注または筋注。		
カルペリチド （ハンプ®）	急性心不全（慢性心不全の急性増悪を含む）	注射用水5mLに溶解し、必要に応じて生食または5％ブドウ糖液で希釈。0.1μg/kg/分を持続静注。	血圧低下、徐脈、ショック、心室性不整脈、電解質異常、赤血球増加、重篤な肝機能障害など	難治性心不全に有効。重篤な低血圧や心原性ショック、右室梗塞、脱水症状がある患者には禁忌。

その他

救急対応時に用いられる薬には、ほかにも炭酸水素ナトリウムなどがある。

薬剤名 （　）内は 主な製品名	適応	用量	主な副作用	注意点
炭酸水素 ナトリウム （メイロン®）	アシドーシス	7％： 必要量（mL）＝不足塩基量（mEq/L）×1/4×体重（kg）を静注、または点滴静注。	アルカローシス、高ナトリウム血症、血液凝固時間延長、テタニーなど	ナトリウム制限が必要な患者には禁忌。

+α カルペリチド（ハンプ®）は配合変化が起こりやすい薬剤であるため、できるだけ他の薬剤と混合せず、単独で投与する。

対応を
スムーズにする
スキル

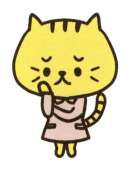

急変は1人では対応できないのですぐに応援を呼ぼう

応援要請

目的 チームで対応することで速やかに処置ができ、適切に役割を分担することで無駄がなくなる

応援要請をするときのポイント

オーバートリアージでもかまわないので、あまり考え込まず、ためらわないことが重要。要請は部署によって決められた順番で進めるとスムーズに行える。

●「おかしい」と感じたら、すぐに応援を呼ぶ
心肺停止や呼吸の異常、意識レベルの低下など重篤な状態はもちろんだが、違和感があったり、「何かおかしい」と感じたりしたら、ためらわず応援を要請する。

●まずは病棟の看護師に連絡
要請の順番は、まず病棟内にいる看護師を呼ぶのが最初。その看護師が患者の状態に応じて医師を呼んだり、救急カートを搬送したりする。心肺停止の場合は救急カートを先に搬送し、救急蘇生の準備を速やかに整え、医師を呼ぶと効率的。

●1人は必ず患者の観察を続ける
要請を呼ぶ間、必ず看護師1人は患者のそばを離れずに状態を観察し続ける。夜勤などで1人しか病棟に看護師が残っていないなどやむを得ない場合は、その場を離れてでも応援を呼ぶ。

+α 応援要請をしても医師やスタッフが来ない場合は、BLSに基づいて対応する。心停止しているときはCPRを開始し、5クール行ってから再度応援要請をする。

応援が来た後のポイント

日中でスタッフの人数が多い場合、誰が何をするのか役割分担を明確にすることが第一。リーダーがいれば、その指示にしたがう。夜間などでスタッフの人数が少なく、要請に応じてもらえるまでに時間を要するときは、待たずに処置を優先する。

●人手がある場合はリーダーが役割分担をする

応援要請時のスタッフの主な役割は、右の6つである。これらを速やかに進めるため、経験年数の長い看護師がリーダーとなり、招集したスタッフにそれぞれ役割分担を行う。

●人数がそろわない場合は処置を優先

夜勤などでスタッフの人数が少ないときは、1人が複数の役割をこなす。患者の容体によっては、経過記録や家族への連絡よりも患者の処置を優先しなければならない場合がある。

> **スタッフの主な役割**
> ① 医師への連絡
> ② 物品の準備
> ③ CPR(2〜3名)
> ④ 分担担当
> ⑤ 記録
> ⑥ 家族などへ連絡

知っておきたい

応援要請体制の整備も大切
- スタッフ全員がスムーズに対処できるように院内共通の取り決めをしておく。
- 要請時には、緊急度のレベルに応じたアナウンスの仕方(ナースコールや内線電話、院内放送の使い分け)や用語(合図など)を使用する。

+α 気管挿管の担当医師を含め5〜7名いれば十分に対応できる。それ以外の看護師は他患者のケアや家族への連絡などに振り分ける。

> 状況を的確に伝える技術を身に付けよう

ドクターコール

目的 患者の異変を的確に伝え、速やかに医師に対応してもらう

伝え方のポイント

ドクターコールの多くは、急変時または急変の予兆が見られるときに行うため、「何が起こっているのか」「何を伝えたいのか」「医師にどうしてほしいのか」を簡潔かつ的確に伝えなければならない。

● SBARに基づいて報告する

医師に的確に状況を伝えるには、以下の「SBAR」に基づいて行うと効率がよい。ドクターコールを行う前に、カルテや薬剤伝票、検査結果、検温表など必要な書類・物品を手元に準備する。聞かれてから慌てて探すことがないようにするとよい。

S 状況(Situation)
患者に何が起こっているか伝える

患者の状況を長々と説明すると話が伝わりにくく、混乱の原因になる。最初に最も重要な「患者に起こっていること」を簡潔に伝える。患者の状態によっては収集した検査データやバイタルサインなども伝える。

> **例**
> 「○○さんが、呼吸が苦しそうにしているので報告します」「血圧□□、脈拍○○、SpO₂が急激に低下しています」
> など

+α 担当医への連絡はコードブルー起動後、人員が集まってから行う。担当医に対しては、急変時の状況や現在行われている処置などを説明する。

B 背景（Background）
データや気になること以外の情報を伝える

患者の背景やこれまでの経過について伝える。背景を先に伝えてしまうことが多いが、あくまで背景は判断材料であるため、「状況（S）」を先に伝え、それから背景を伝えることが大事。

> **例**
> 「昨日から風邪の症状が見られ、咳が続いています」「既往歴に心原性脳梗塞があります」
> など

A アセスメント（Assessment）
自分の考えを伝える

背景にある情報に加え、看護師が実際に観察したうえでの追加情報を伝える。このとき、明確にアセスメントできない場合でも、「原因はわからないが、急変しているのは間違いない」と状況を伝えるようにする。

> **例**
> 「現在、38.5℃の発熱も見られ、肺炎を起こしていると考えられます」「ショック徴候が見られるため、緊急を要すると思います」
> など

R 提案（Recommendation）
自分が必要だと思うことを伝える

患者に今、何が必要か、看護師が考えていることを医師に提案する。医師の診察が必要であれば、「すぐに患者を診てください」と伝える。そのほか、検査オーダーの有無を医師に聞く、処置のための準備などがないかを確認する。

> **例**
> 「診察をお願いします」「到着までに何かしておくことはありますか?」
> など

+α 医師の診察で治療方針に変更が生じたときは、バイタルサインのチェックの頻度、次にドクターコールをするタイミングを医師に必ず確認しておく。

対応をスムーズにするスキル｜ドクターコール

> 急変時にも記録できるようにポイントをおさえよう

急変時の記録

目的 急変が起こったときの患者の状態や医療者が行った処置を時系列で記録に残す

記録のポイント

急変時には処置が優先され、患者の状態が安定するまで記録を後回しにしがちだが、時間のずれや記録漏れが生じやすくなる。そのため、原則として記録担当を決め、リアルタイムで記録をとるとよい。

●記録者が確保できない場合も必ずメモをとる

夜勤帯などでスタッフの人数が不足し、記録担当を確保できないときは、処置やアセスメントの記録をメモしておき、後で正確に記録する。そのためにも事前に救急カートに看護記録用のメモを用意しておくとよい。

●時間管理の役割が必要なことも

急変時には正確な時間の経過を把握し、記録しておくことが重要。基準の時計を決めたら、ほかの時計は使わないようにする。全員が確認できる時計を使用するのがベストだが、それがない場合には記録担当の時計を基準に時間を記録する。時計は、心電図モニタ、除細動器に搭載したものでもよい。

基準とする時計を決めたら、その場でスタッフ全員に知らせよう

+α 急変時には正確な記録をとるのが難しいため、サッとメモや記入ができる専用のメモ用紙があると便利。これを救急カートに備えておくとよい。

記録の内容

急変時の記録は、正確な時系列にしたがってアセスメントや状況判断をはじめ、誰の指示で、誰がどんな処置を実施したのかなどを正確かつ正式な名称で、誰が見てもわかるように記録する。勝手な解釈や憶測的な内容は記載しない。

最低限必要な項目

- ☐ 急変時刻（発見時刻）
- ☐ 急変前のイベントや訴え
- ☐ 発見時の状況
- ☐ 応援要請時刻
- ☐ 応援要請した理由
- ☐ CPRが必要と判断した時刻
- ☐ CPR開始時刻
- ☐ 応援スタッフ到着時刻
- ☐ 医師への連絡時刻
- ☐ AED装着時刻
- ☐ 最初の除細動時刻
- ☐ モニタ装着時刻とパルスチェックごとの波形
- ☐ 実施した処置（静脈路確保、気管挿管など）
- ☐ 投与した薬剤と投与時刻
- ☐ 心拍再開の有無と時刻
- ☐ バイタルサイン、意識状態、12誘導心電図の所見

など

よい記録の例

時刻	内容
10時20分45秒	看護師○○が胸骨圧迫を開始した。 看護師□□が到着。
10時23分20秒	看護師□□がAED装着。 ショックが必要と判断。 10時24分30秒にDC施行、 1分20秒 VT出現。

いつ、誰が行ったのかがわかる

正確さを要する処置は必ず秒単位で記録してある

+α 記録担当はタイムキーパーの役割も兼ねる。複数のタイマーを使ってアラームをセットし、パルスチェックや投薬管理、DC管理などを行う。

急変の可能性があればベッドの位置などにも配慮を

環境整備

目的 病床環境を整え、急変時に対処しやすくしたり、大部屋の場合は周囲の患者の不安を取り除く

急変に備えてできること

急変時には多くの人数のスタッフが集まり、処置を行うことになる。処置が行いやすく、また他の患者への配慮がしやすいように病床環境を事前に整えておくとよい。

●急変のおそれがある場合、病室の整備を済ませておく

急変時には救急カートが配置され、ベッドサイドで医師や看護師が複数人で処置にあたる。病床環境が処置のしやすさに影響するため、急変の可能性がある場合は以下のように病室を整備する。

病室の整備のポイント
- ☐ 病室に出入りしやすい位置にベッドを配置する
- ☐ 頭部側にあるヘッドボードを取り外せるベッドを選ぶ
- ☐ 中央配管の設備があり、モニタ機器が使用できる病室を選ぶ
- ☐ 吸引機や人工呼吸器、救急カートなど
   急変対応に必要な物品を準備する
- ☐ 患者のサイズに合う物品を準備する　など

●病室以外の廊下やトイレなどでの急変にも備えておく

急変は診察室や病室で起こるとはかぎらないため、廊下やトイレ、浴室といった場所の整備も必要。障害物の除去、ナースコールや手すりの整備などを日ごろから行っておく。

+α 急変が予測される患者は、出入り口に近い位置にベッドを配置するとよい。病室内で最も出入りがしやすく、病室の外からも患者の様子をうかがえる。

急変時に行うこと

患者が急変したとき、状態によっては心肺蘇生（CPR）が必要になるため、すぐに対応できるように病室を整える。もし、大部屋にいる患者が急変したときは、同室患者に不安を与えないよう配慮を。

CPRができる環境整備のポイント
- [ ] 不要な物の移動
- [ ] 部屋の照明を明るくする
- [ ] 背板（バックボード）の挿入
- [ ] 気管挿管が行えるスペースの確保
- [ ] ヘッドボードやベッドの柵を撤去
- [ ] 枕を取り除く
- [ ] 他の患者の目に触れないようにカーテンやスクリーンを引く

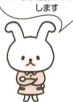

不要な物を減らし、必要な物が準備できているか確認しやすくします

対応をスムーズにするスキル｜環境整備

知っておきたい

同室の患者への配慮も忘れずに
- 急変患者のプライバシー保護や同室患者への配慮のためにカーテンなどを引く。
- 移動可能な患者には処置が落ち着くまでの間、談話室など別室に移動してもらう。
- 不安を感じさせないように声をかける。
- 他の患者の容体が悪化している可能性もあるため、他の患者への声かけは重要。

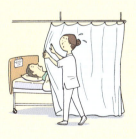

+α　急変時には医師や看護師らの会話や指示が聞こえるため、同室患者に不安や緊張を与えることもある。落ち着かない様子の患者がいたら声をかけるなどしよう。

> 早めに事実を伝え、家族の不安を少しでも軽くしよう

家族対応

目的 急変の原因や処置、今後の予測などに関することで家族が不安にならないようにする

家族への連絡

患者が急変した場合、容体やスタッフの対応人数にもよるが、できるだけ早く家族に現状を報告することが大切。内容は、患者の状態と現在行っている処置・治療について、さらに家族にどうしてほしいのかを伝える。

伝える内容

●**患者の状態・予後、行っている医療看護行為**
いつ、どこで、どんな状況となったか。それに対してどのような処置・治療を行ったのか。その結果、現在どんな状態にあるのかを説明する。さらに、今後の予測、状況の深刻さをできるだけ正確に伝える。

> 例:「危機的な状況からは脱しましたが、まだ安心はできません」など

●**家族にしてほしいこと**
家族が何をすればよいのか、たとえば、遠方にいる家族を呼び寄せる、病院内で待機していてほしいなど要望があれば伝える。

> 例:「すぐに病院に来ていただけないでしょうか」など

+α 家族に急変の連絡をする際は、患者の状態や行っている処置だけでなく、医療スタッフが全力で治療にあたっていることも必ず伝えるようにする。

対応のポイント

急変の連絡をする際は、患者家族への配慮を忘れないことが大切。詳しい状況がわからず、患者がどうなるのか、これからどうすればよいのかなど、わからないことだらけで家族は強い不安を抱きやすいため、以下のポイントに注意して対応する。

●急変した時点ですぐに連絡する
急変時には患者の処置や対応に集中しがちだが、できるだけ早く家族に連絡することが大切。容体の変化や今後の治療をどうするかも含めて、家族には知る権利があることを忘れないこと。

●家族が理解できる、わかりやすい説明を心がける
家族が正しく理解できるようにするため、専門用語や医療用語ではなく、わかりやすい言葉でていねいに説明する。家族から質問や疑問があれば必ず答えること。

●家族の気持ちに配慮して対応する
急変時の連絡は、家族にとって「悪い知らせ」であることを認識し、声のトーンや口調に注意する。緊急時はつい厳しい口調になりやすいが、そうした態度は家族の心情を傷つけるため、落ち着いて、ていねいに伝える。

知っておきたい

DNR（蘇生適応除外）の場合
- 急変時の時点でもDNRの意思があるのか、家族に確認する。
- 救急対応に携わっているスタッフ全員が、DNRの意思があることを理解したうえで治療にあたる。

+α　急変で患者が死亡した場合、家族は死を受け入れる準備ができていないため、そのケアが必要。家族の心境を把握し、要望に応えるため、家族に寄り添うことが大切。

さくいん

数字

1回拍出量係数	59
12誘導心電図	154,167
Ⅲ度房室ブロック	7
5〜10%ブドウ糖液	173
5H&5T	44

アルファベット

AED	32
AF →心房細動	
AIUEO TIPS	15
ALS	34
BLS	24
CAM-ICU	13
CO_2 ナルコーシス	162
CPD-LR	174
CPR →心肺蘇生	
CRT	68
DC	42
DNR	197
EC法	31
FFP-LR	174
GCS (Glasgow Coma Scale)	11
HES製剤	173
ICDSC	14
JCS (Japan Coma Scale)	10
LEMONの法則	39
MONA	99
$PaCO_2$	162
PaO_2	9
PEA →無脈性電気活動	
Pulseless VT →無脈性心室頻拍	
PVC →心室性期外収縮	
qSOFAスコア	132
RASS	12
RCC-LR	174
SaO_2	9
SI →ショックインデックス	
SOFAスコア	132
SpO_2	46,84
VF →心室細動	
VT →心室頻拍	
WPW症候群	7

あ

悪性高熱症	131
悪性症候群	131
アシドーシス	129
アセトン臭	118
アスピリン	158
アデノシン三リン酸ニナトリウム水和物	181
アドレナリン	41,158,177
アトロピン硫酸塩	41,158,180
アナフィラキシー	82,90,146
アナフィラキシーショック	91
アミオダロン塩酸塩	41,158,181
アミノフィリン	158,185
アルカリ化薬	173
アルカローシス	129
アルコール臭	118
アレルゲン免疫療法	146
アンモニア臭	118
維持液(3号液)	172
意識	46,64
意識障害	116,141,144
異常呼吸音	50
異常姿勢	119

一次救命処置→ BLS
いびき音 …………………………… 50
うつ熱 ……………………………… 62
エアウェイ ………………………… 31
栄養輸液剤 ……………………… 170
腋窩温 ……………………………… 60
応援要請 ………………………… 188
嘔気・嘔吐 ……………………… 134
オキサリプラチン ……………… 139

か

開始液（1号液）………………… 172
外転神経麻痺 …………………… 66
下顎呼吸 ………………………… 48
化学療法 ………………………… 138
拡散障害 ………………………… 87
学童
　血圧 ……………………………… 57
　呼吸数 …………………………… 4
　体温 ……………………………… 5
　脈拍数 …………………………… 4
画像検査 ………………………… 155
喀血 ……………………………… 110
過敏症 …………………………… 138
下方内方共同偏視 ……………… 66
カルペリチド …………………… 186
カルボプラチン ………………… 139
換気血流比不均衡 ……………… 87
観血的血圧測定 …………… 56,58
間欠熱 …………………………… 63
間質性肺炎 ……………………… 50
感染症 …………………………… 62
間代性けいれん ………………… 124
気管支喘息 ……………………… 50

気管支鏡検査 ……………… 144,155
気管挿管 ………………………… 36
気管チューブ …………………… 37
気管内異物 ……………………… 50
気胸 ………………………… 51,144
起坐呼吸 ………………………… 50
気道確保 ………………………… 26
気道閉塞 ………………………… 76
吸引 ……………………………… 164
救急カート ……………………… 156
急性冠動脈閉塞 ………………… 142
急性腎不全 ……………………… 137
急性頭痛 ………………………… 103
急性心筋梗塞 …………………… 98
急性大動脈解離 ………………… 98
胸骨圧迫 ………………………… 28
胸鎖乳突筋の突出 ……………… 48
強直型けいれん ………………… 124
胸痛 ……………………………… 96
共同偏視 ………………………… 66
緊急度 …………………………… 23
緊急ペーシング ………………… 95
筋弛緩薬 …………………… 146,184
緊張性気胸 ……………… 82,90,99
クスマウル呼吸 ………………… 49
口すぼめ呼吸 …………………… 48
くも膜下出血 …………… 100,144
グルコン酸カルシウム ………… 158
経口エアウェイ ………………… 31
経鼻エアウェイ ………………… 31
経鼻カニューレ ………………… 160
稽留熱 …………………………… 63
けいれん発作 …………………… 122
下血 ……………………………… 112

199

ケタミン塩酸塩	183
血圧	5,46,55,56
左右差	58
上下肢差	58
血液検査	154
血液分布異常性ショック	90
血管外漏出	138
血小板濃厚液	174
結滞・欠損	53
原因検索	44
解熱鎮痛薬	146
降圧・冠血管拡張薬	178
高アンモニア血症	128
高カリウム (K) 血症	126
高カルシウム (Ca) 血症	128
抗がん薬	139,146
抗菌薬	131,146
口腔温	60
抗けいれん薬	131,182
高血圧	5,57
高血糖性昏睡	121
高浸透圧高血糖症候群	121
抗精神病薬	131
高体温	61
高調音	50
喉頭鏡	37,159
高ナトリウム (Na) 血症	127
高二酸化炭素血症	51
高熱	5
項部硬直	119,141
抗不整脈薬	180
高齢者	
呼吸数	4
体温	5
脈拍数	4
呼吸	46,48
呼吸音	51

呼吸困難	80,98
呼吸数	4
呼吸性アシドーシス	129
呼吸性アルカローシス	129
呼吸の確認	27
呼吸パターン	49
鼓膜温	60

さ

細菌性肺炎	50
細胞外液補充液	172
酢酸リンゲル液	172
鎖骨上窩の陥没	48
サルブタモール硫酸塩	185
酸塩基平衡障害	129
酸素解離曲線	9
酸素中毒	162
酸素投与	160
酸素ボンベ	159,163
酸素マスク	160
酸素療法	160
ジアゼパム	158,182
弛緩熱	63
ジゴキシン	180
思春期	
血圧	57
シスプラチン	139
ジソピラミドリン酸塩	180
死戦期呼吸	27
失調性呼吸	49
自動体外式除細動器→ AED	
シャント	87
出血性ショック	90,106,114
手術後	145
術後回復液（4号液）	172
術後感染症	145
術後出血	145

腫瘍崩壊症候群 …………………138	脈拍数 ……………………………… 4
循環血液減少性ショック ………… 90	心臓カテーテル検査 ……………142
昇圧薬 ……………………………177	心タンポナーデ …………………… 90
消化管出血 ………………………143	心電図 …………………………6,166
消化管穿孔 ………………………143	浸透圧利尿薬 ……………………173
硝酸イソソルビド ………… 158,179	心肺蘇生 …………………………… 24
小児	心不全 ……………………………… 82
気道確保 ………………………… 27	心房細動 …………………………… 7
胸骨圧迫 ………………………… 29	膵炎 ………………………………143
観察項目 ………………………152	水分輸液剤 ………………………170
小脈 ………………………………… 54	水泡音 ……………………………… 50
静脈路確保 ………………………168	頭蓋内病変 ………………………120
徐呼吸 ……………………………… 4	スタイレット ……………………… 37
除細動 ……………………………… 42	頭痛 ………………………………100
ショック …………………………… 88	ステロイド薬 ……………… 158,184
ショックインデックス …………110	スニッフィングポジション……… 36
ショックスコア …………………… 8	生物学的製剤 ……………………146
ショックの 5P …………………… 8	生理食塩液 ………………… 158,172
除脳硬直 …………………………119	セツキシマブ ……………………139
除皮質硬直 ………………………119	喘息治療薬 ………………………185
徐脈 …………………………… 4,53	せん妄 …………………… 12,67,148
ジルチアゼム塩酸塩 ……………178	造影剤 ……………………………146
心音 ………………………………… 95	総頸動脈 …………………………… 52
心外閉塞・拘束性ショック ……… 90	塞栓症 ……………………………143
心筋梗塞 …………………………… 90	
心係数 ……………………………… 59	 **た**
心原性ショック …………………… 90	体温 ………………………… 5,47,60
人工膠質液 ………………………173	対光反射 …………………………… 67
人工呼吸 …………………………… 30	代謝性アシドーシス ……………129
心室細動 …………………6,35,42,94	代謝性アルカローシス …………129
心室性期外収縮 …………………… 7	大腿動脈 …………………………… 52
心室頻拍 …………………………… 7	大脈 ………………………………… 54
心静止 ………………………… 42,94	脱水 ………………………… 90,171
新生児	脱水補給液（２号液）……………172
血圧 ……………………………… 57	多尿 ………………………………136
呼吸数 …………………………… 4	炭酸水素ナトリウム ……… 158,186
体温 ……………………………… 5	チェーンストークス呼吸 ……… 49

致死性不整脈 ……………………… 6
中心静脈圧 ………………………… 69
中心静脈路 ……………………… 169
腸蠕動音 ………………………… 106
直腸温 ……………………………… 60
鎮静薬 …………………………… 182
鎮痛薬 …………………………… 183
低カリウム (K) 血症 …………… 126
低カルシウム (Ca) 血症 ……… 128
低血圧 …………………………… 5,57
低血糖 …………………………… 121
低酸素血症 ………………………… 51
低体温 …………………………… 5,62
低ナトリウム (Na) 血症 ……… 127
デキストラン製剤 ……………… 173
デクスメデトミジン塩酸塩 …… 183
電解質補正液 …………………… 173
電解質輸液 ……………………… 170
転倒・転落 ……………………… 150
瞳孔 ………………………………… 65
瞳孔不同 …………………………… 66
橈骨動脈 …………………………… 52
疼痛 …………………………… 47,70
糖尿病性昏睡 …………………… 121
糖尿病性ケトアシドーシス …… 121
洞不全 ……………………………… 7
頭部後屈頸先挙上法 ……………… 26
動脈圧波形 ………………………… 58
動脈血ガス分析 ………………… 154
ドクターコール ………………… 190
吐血 ……………………………… 108
ドセタキセル …………………… 139
ドパミン塩酸塩 ………………… 177
ドブタミン塩酸塩 ……………… 177
トラスツズマブ ………………… 139
努力呼吸 …………………………… 48

な

内視鏡検査 ……………… 143,155
ニカルジピン塩酸塩 …………… 178
二次救命処置→ ALS
ニトログリセリン …………… 158,179
ニフェカラント塩酸塩 ……… 41,181
乳酸リンゲル液 ………………… 172
乳児
　呼吸数 …………………………… 4
　体温 ……………………………… 5
　脈拍数 …………………………… 4
尿検査 …………………………… 154
尿閉 ……………………………… 136
尿量 ……………………………… 136
熱型 ………………………………… 63
熱中症 ………………………… 62,133
ネブライザー付酸素吸入器 …… 161
捻髪音 ……………………………… 50
脳圧降下薬 ……………………… 173
脳アンギオグラフィー ………… 143
ノルアドレナリン …………… 158,177

は

肺炎 ……………………………… 144
肺気腫 ……………………………… 50
敗血症 ………………………… 90,131
肺血栓塞栓症 ………………… 82,99
バイタルサイン ………………… 46
背部叩打法 ………………………… 79
肺胞低換気 ………………………… 87
ハイムリック法 …………………… 79
パクリタキセル ………………… 139
波状熱 ……………………………… 63
バソプレシン ……………………… 41
バッグバルブマスク……………… 30
発熱 ………………………………… 62
発熱性好中球減少症……………… 138

ハビンスキー反射···················119
ビオー呼吸·························49
非観血的血圧測定···················56
ヒドロコルチゾンコハク酸
　エステルナトリウム··············185
皮膚·····························47
鼻翼呼吸·························48
頻呼吸····························4
頻脈··························4,53
複合電解質液······················172
腹痛····························104
腹膜刺激症状······················106
浮腫····························68
不整脈·······················92,142
プロカインアミド···················158
フロセミド·······················186
プロポフォール···············158,182
ベクロニウム臭化物·················184
ベバシズマブ······················139
ヘパリンナトリウム·················158
ベラパミル塩酸塩···················181
ベンチュリーマスク·················161
ペンタゾシン······················183
膀胱温··························60
乏尿····························136

ま

末梢循環不全······················68
末梢静脈路·······················168
ミダゾラム·······················182
脈拍························46,52
　脈拍数·······················4,53
　左右差························54
　リズム························53
無尿····························136
無脈性心室頻拍(無脈性VT)
　·····················6,35,42,94

無脈性電気活動···············6,42,94
迷走神経反射······················142
メチルプレドニゾロンコハク酸
　エステルナトリウム··············184

や

薬剤熱···························131
輸液····························170
輸血·······················146,174
幼児
　血圧··························57
　呼吸数·························4
　体温··························5
　脈拍数·························4

ら

リザーバ付マスク···················161
リズム不整·······················53
リツキシマブ······················139
リドカイン塩酸塩·········41,158,180
利尿薬···························186
硫酸マグネシウム············158,181
両側散瞳·························66
両側縮瞳·························66
ロクロニウム臭化物·················184

本書で使用している略語一覧

A

AED	automated external defibrillator	自動体外式除細動器
AF	atrial fibrillation	心房細動
AFL	atrial flutter	心房粗動
ALS	advanced life support	二次救命処置
ARDS	acute respiratory distress syndrome	急性呼吸窮迫症候群
AVM	arteriovenous malformation	脳動静脈奇形

B

BAC	blood alcohol concentration	血中アルコール濃度
BE	base excess	塩基過剰
BLS	basic life support	一次救命処置
BP	blood pressure	血圧
BUN	blood urea nitrogen	血液尿素窒素

C

CAG	coronary angiography	冠動脈造影
CHDF	continuous hemodiafiltration	持続的血液濾過透析
CHF	continuous hemofiltration	持続的血液濾過
CI	cardiac index	心係数
CO	cardiac output	心拍出量
COPD	chronic obstructive pulmonary disease	慢性閉塞性肺疾患
CPA	cardiopulmonary arrest	心肺機能停止
CPR	cardiopulmonary resuscitation	心肺蘇生
CRP	C-reactive protein	C反応性たんぱく
CRT	capillary refilling time	毛細血管再充満時間
CT	computed tomography	コンピューター断層撮影
CVP	central venous pressure	中心静脈圧

D

DC	direct counter shock	直流除細動

DIC	disseminated intravascular coagulation	播種性血管内凝固症候群
DNR	do not resuscitate	蘇生適応除外

E

EDD	esophageal detector devices	食道挿管検知器
EIS	endoscopic injection sclerotherapy	内視鏡的硬化療法
$EtCO_2$	end-tidal carbon dioxide	呼気終末二酸化炭素分圧
EVL	endoscopic variceal ligation	内視鏡的静脈瘤結紮術

F

FiO_2	fraction of inspiratory oxygen	吸入酸素濃度

G

GCS	Glasgow Coma Scale	グラスゴー・コーマ・スケール
GVHD	graft versus host disease	移植片対宿主病

I

ICD	implantable cardioverter defibrillator	植込み型除細動器
ICU	intensive care unit	集中治療室
IVR	Interventional Radiology	画像下治療

J

JCS	Japan Coma Scale	ジャパン・コーマ・スケール

N

NSAIDs	non-steroidal anti-inflammatory drugs	非ステロイド性抗炎症薬

M

MRI	magnetic resonance imaging	磁気共鳴撮影

P

$PaCO_2$	arterial partial pressure of carbon dioxide	動脈血二酸化炭素分圧

PaO$_2$	arterial partial pressure of oxygen	動脈血酸素分圧
PAP	pulmonary artery pressure	肺動脈圧
PAWP	pulmonary artery wedge pressure	肺動脈楔入圧
PCI	percutaneous coronary intervention	経皮的冠動脈インターベンション
PEA	pulseless electrical activity	無脈性電気活動
PRES	posterior reversible encephalopathy syndrome	可逆性後頭葉白質脳症
PR	pulse rate	脈拍数
PSVT	paroxysmal supraventricular tachycardia	発作性上室性頻拍
PVC	premature ventricular contraction	心室性期外収縮

S

SaO$_2$	arterial oxygen saturation	動脈血酸素飽和度
SpO$_2$	percutaneous oxygen saturation	経皮的酸素飽和度
SI	shock index	ショックインデックス
SVI	stroke volume index	1回拍出量係数
SVR	systemic vascular resistance	全末梢血管抵抗
SvO$_2$	mixed venous oxygen saturation	混合静脈血酸素飽和度

T

TIA	transient ischemic attack	一過性脳虚血発作
t-PA	tissue plasminogen activator	組織プラスミノーゲン活性化因子

V

VF	ventricular fibrillation	心室細動
VT	ventricular tachycardia	心室頻拍

● 主な参考文献

『JRC蘇生ガイドライン2015(オンライン版)』(日本蘇生協議会)

『アナフィラキシーガイドライン』(日本アレルギー学会)

「エキスパートナース 2017年12月号」(Vol.33／No.15／照林社)

「エキスパートナース 2018年4月号」(Vol.34／No.4／照林社)

『がん化学療法クリティカルポイント 対応マニュアル』(宮城悦子・坪井正博監修／じほう)

『救急看護学(第6版)』(山勢博彰他著／医学書院)

『急変対応のすべてがわかるQ&A』(佐藤憲明編著／照林社)

『今日の治療薬 2018』(浦部晶夫・島田和幸・川合眞一編集／南江堂)

「血液製剤の使用指針」(厚生労働省医薬食品局血液対策課)

『知ってて安心 急変対応』(尾野敏明・菅原美樹・道又元裕編著／照林社)

『スキルアップパートナーズ 急変対応』(佐藤憲明編／照林社)

『「何か変?」を見逃さない! 急変アセスメント』(佐藤憲明編著／照林社)

『日本版・集中治療室における成人重症患者に対する痛み・不穏・せん妄管理のための臨床ガイドライン』(日本集中治療医学会 J-PADガイドライン作成委員会／総合医学社)

『日本版敗血症診療ガイドライン2016』(日本集中治療医学会・日本救急医学会合同 日本版敗血症診療ガイドライン2016作成特別委員会)

『パッと引けてしっかり使える 救急・急変看護ポケット事典[第3版]』(佐々木勝教監修／成美堂出版)

●写真提供

アズワン株式会社、株式会社ムトウ、日本メディカルネクスト株式会社(P160-161) 株式会社大塚製薬工場、太陽ファルマ株式会社、テルモ株式会社、扶桑薬品工業株式会社、株式会社陽進堂(P172-173)

- ● イラスト　成瀬 瞳、中村知史
- ● 本文デザイン　cycledesign (出渕論史)
- ● 校正　校正室・赤ペン舎、遠藤三葉
- ● 編集協力　オフィス201 (山田理絵)、重信真奈美
- ● 編集担当　田丸智子 (ナツメ出版企画)

●監修者

佐藤 憲明 (さとう のりあき)

日本医科大学付属病院看護師長。富山大学大学院医学薬学教育部博士課程。急性・重症患者看護専門看護師。
聖隷学園浜松衛生短期大学卒業。東洋大学文学部教育学科卒業。2005年東京女子医科大学博士前期課程修了。日本医科大学付属病院高度救命救急センター勤務を経て、現在に至る。
主な編著書に『はじめての救急看護』(メディカ出版)、『「何か変?」を見逃さない! 急変アセスメント』、『夜間の急変! その対応とドクターコール』(ともに照林社) などがある。

本書に関するお問い合わせは、書名・発行日・該当ページを明記の上、下記のいずれかの方法にてお送りください。
電話でのお問い合わせはお受けしておりません。
・ナツメ社webサイトの問い合わせフォーム
　https://www.natsume.co.jp/contact
・FAX (03-3291-1305)
・郵送(下記、ナツメ出版企画株式会社宛て)
なお、回答までに日にちをいただく場合があります。正誤のお問い合わせ以外の書籍内容に関する解説・個別の相談は行っておりません。あらかじめご了承ください。

ナツメ社Webサイト
https://www.natsume.co.jp
書籍の最新情報(正誤情報を含む)は
ナツメ社Webサイトをご覧ください。

やるべきことが一目(ひとめ)でわかる! 急変対応(きゅうへんたいおう)

2019年10月3日	初版発行
2024年8月10日	第5刷発行

監修者	佐藤憲明	Sato Noriaki,2019
発行者	田村正隆	

発行所	**株式会社ナツメ社**
	東京都千代田区神田神保町1-52　ナツメ社ビル1F(〒101-0051)
	電話　03(3291)1257(代表)　FAX　03(3291)5761
	振替　00130-1-58661
制 作	**ナツメ出版企画株式会社**
	東京都千代田区神田神保町1-52　ナツメ社ビル3F(〒101-0051)
	電話　03(3295)3921(代表)
印刷所	**ラン印刷社**

ISBN978-4-8163-6714-4　　　　　　　　　　　　　　Printed in Japan
〈定価はカバーに表示してあります〉　〈落丁・乱丁本はお取り替えします〉

本書の一部または全部を著作権法で定められている範囲を超え、ナツメ出版企画株式会社に無断で複写、複製、転載、データファイル化することを禁じます。